guia saúde hoje e sempre

dor nas costas

CASA DOIS

1ª edição
2015

Editorial

Dor nas costas é um sintoma conhecido por quase todo mundo, seja em aparições esporádicas ou como incômodo frequente. Às vezes, basta corrigir a postura para resolver o problema. Em outros casos, a dor pode ser crônica e exigir intervenção medicamentosa ou, até mesmo, cirúrgica. Para acertar no tratamento, a primeira medida é investigar afundo suas causas. Nessa hora pesam, principalmente, os hábitos diários (como sedentarismo, obesidade e vício em cigarro), a ocorrência de dores em outras partes do corpo e o histórico familiar.

No **Guia Saúde Hoje e Sempre – Dor nas Costas**, saiba tudo sobre os principais tipos de lombalgias. Localizada no final da coluna, a lombar sustenta um maior peso corporal, sendo, portanto, mais propensa a desconfortos e lesões. Além dela, encontre esclarecimentos sobre doenças torácicas e cervicais, essas menos comuns.

Ao longo da obra, conheça grupos e fatores de risco, diagnósticos, tratamentos conservadores, novas terapêuticas, cirurgias minimamente invasivas, prognósticos e o que há de novo na reabilitação da coluna vertebral. Entenda os benefícios de atividades físicas, como RPG, pilates, exercícios de baixo impacto e alongamentos, bem como acupuntura e massoterapia aliadas a uma alimentação balanceada. Oriente-se com especialistas, pratique um estilo de vida saudável e livre-se da dor.

Boa leitura!

guia saúde hoje e sempre

Índice

guia saúde hoje
e sempre

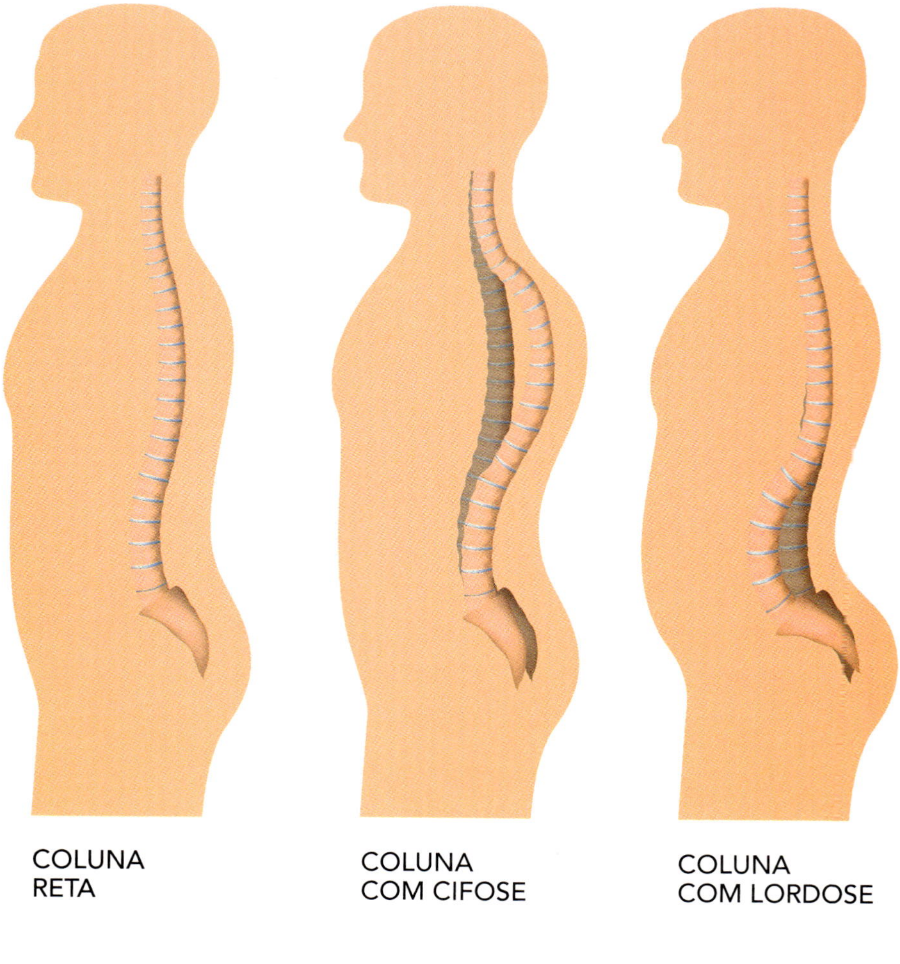

COLUNA
RETA

COLUNA
COM CIFOSE

COLUNA
COM LORDOSE

Segundo a OMS, 80% das pessoas têm ou terão dor nas costas em algum momento da vida. Explique as razões.

O estilo de vida atual, com excesso de trabalho, alimentação inadequada, sedentarismo ou prática exagerada de exercícios de impacto, além da má postura e maus hábitos, são fatores que podem estar relacionados à alta incidência de dor nas costas na população atual. * 1 Orlando Righesso Neto, ortopedista e membro titular da Sociedade Brasileira de Coluna (SBC).

O que é lordose e cifose?

A coluna vertebral possui quarto regiões de cima para baixo: cervical, torácica, lombar e sacro-coccígea, formadas, respectivamente, por 7, 12, 5 e 3-5 vértebras. É constituída por ossos, cartilagens (discos intervertebrais) e tecido neural (medula e nervos), sendo circundada e ancorada por inúmeros músculos estabilizadores da coluna. Cada região possui uma curvatura lateral específica, sendo lordose cervical, cifose torácica, lordose lombar e cifose sacro-coccígea. * 1

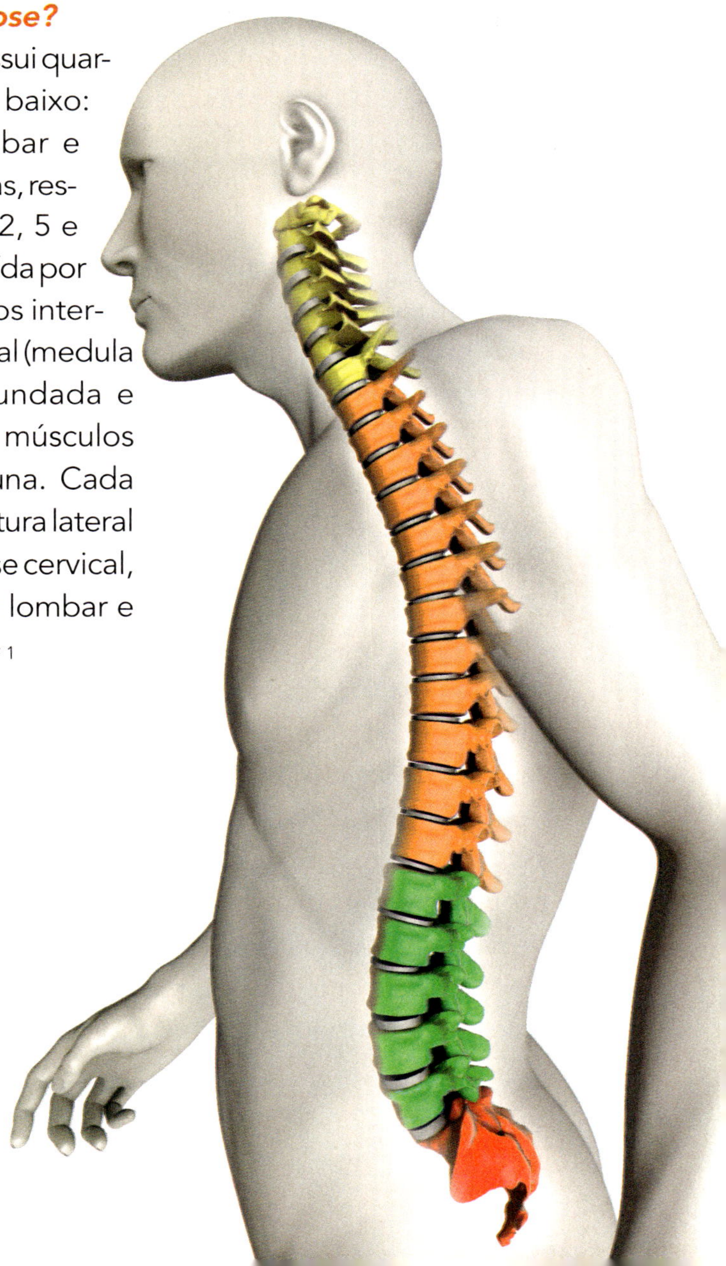

- Região cervical
- Região torácica
- Região lombar
- Região sacro-coccígea

A lordose e a cifose podem gerar dor nas costas?

A cifose torácica e a lordose lombar são curvaturas naturais da coluna vertebral. O aumento de leve a moderado dessas curvaturas, devido a posturas inadequadas, não é apontado pela literatura científica como causa direta de lombalgias. No entanto, em alta magnitude, o aumento dessas curvaturas (hiperlordose e hipercifose) pode estar relacionado ao aparecimento de dores nas costas. Observa-se na prática médica que mais influentes do que as posturas no desenvolvimento de lombalgias são as posições estáticas mantidas por muito tempo no trabalho. Por isso, recomenda-se que o indivíduo mude de posição diversas vezes e procure se movimentar de uma em uma hora no trabalho, mantendo uma ergonomia adequada. * 2 Douglas Narazaki, médico ortopedista do Hospital Sírio-Libanês.

O que é lombalgia?

Lombalgia é a dor localizada na região lombar da coluna. Nas outras regiões, denomina-se como cervicalgia, dorsalgia, sacralgia e coccidínea ou coccigodínea. A região lombar é a mais comumente afetada por dores, seguida pela cervical. * 1

O que são lombalgias aguda e crônica?

A lombalgia aguda é aquela que tem duração inferior a seis semanas. Os casos crônicos duram mais de 12 semanas. * 1

Por que a lombar é tão propensa a doenças e dores?

A lombar localiza-se no final da coluna e sustenta um maior peso corporal (cerca de 60%). As exigências biomecânicas são maiores nesta região, predispondo o surgimento de alterações nos discos intervertebrais, responsáveis pela absorção do peso/impacto, por exemplo, em situações nas quais se realizam movimentos inadequados, como ao dobrar a coluna sem a flexão dos joelhos. Com o fulcro localizado na coluna lombar, podem ocorrer lesões ou rupturas dos discos. Os movimentos torcionais também são muito prejudiciais. * 1

Qual é o grupo de risco associado às lombalgias?

Profissionais que trabalham sentados por períodos muito prolongados ou que realizam maior esforço físico estão mais sujeitos a apresentar lombalgias. Praticantes de esportes com maior impacto também têm maior risco de apresentar dor lombar. Por outro lado, o sedentarismo é uma das causas pela perda do tônus muscular, principalmente dos músculos estabilizadores da coluna vertebral. Há também fatores genéticos associados, o que significa dizer que se existem casos de lombalgia na família, isto é um fator de risco. Maus hábitos como o tabagismo, por exemplo, também estão associados ao aumento da incidência de lombalgias. * 1

Como a osteoporose se relaciona à lombalgias em idosos?

A osteoporose, muito frequente na terceira idade, principalmente no sexo feminino, aumenta o risco de fraturas espontâneas ou por pequenos traumas causados por quedas. No paciente idoso com dor lombar aguda, mesmo que não haja história de queda ou trauma, deve-se suspeitar da presença de "fratura por insuficiência" ou "fratura osteoporótica", a qual, às vezes, só é diagnosticada por meio de ressonância magnética. * 1

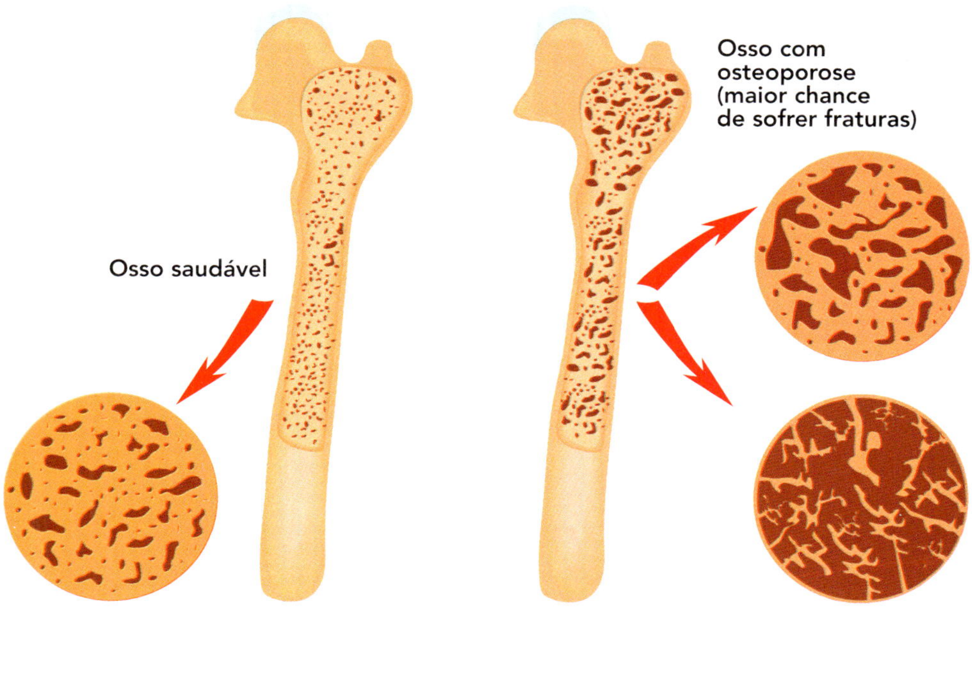

Quais são as causas de lombalgias na terceira idade?

As alterações degenerativas que acometem a coluna vertebral, como discopatia (desgastes dos discos), osteófitos ("bicos de papagaio") e desvios (aumento da cifose/escolioses) são progressivas e, quanto maior a faixa etária, maior sua incidência. A osteoporose, que é o enfraquecimento dos ossos causado pela perda progressiva do cálcio, também contribui para o aumento da dor lombar. O sedentarismo na terceira idade, muitas vezes causado ou agravado pelas comorbidades ou doenças existentes, também contribui para o aumento da lombalgia, criando um ciclo vicioso de inatividade, atrofia muscular e aumento da dor. * 1

A gravidez é um fator de risco para lombalgias?

Não se pode dizer que a gravidez é um fator de risco para o desenvolvimento de lombalgias, mas sim que ela pode reunir alguns fatores que aumentam as chances desses eventos. A literatura científica não associa a gravidez diretamente à ocorrência de dores lombares, mas é possível explicá-las através de certas modificações observadas na prática clínica. O primeiro fator é a diminuição ou abandono das atividades físicas, o que aumenta as chances de dores devido à hipotonia (perda do tônus) muscular. Em segundo lugar, pode-se citar o aumento rápido de peso, já que estudos mostram que o ganho acima de 20 quilos é um fator de risco para o desenvolvimento de lombalgias. A terceira causa de dores pode estar associada a um processo denominado embebição gravídica, pelo qual tecidos conjuntivos, músculos e ligamentos têm sua flexibilidade aumentada para possibilitar o parto. Assim, o processo aumenta a mobilidade do segmento móvel da coluna, podendo ocorrer sobrecarga em suas estruturas, acompanhada de lombalgias, caso os músculos dessa região não estejam fortalecidos para se adaptar à mudança. * 2

Quais são as soluções para o alívio dessas dores na gravidez?

O ideal é que se mantenha atividades físicas regulares durante a gestação, mas com intensidade reduzida. Os exercícios mais recomendados são aqueles feitos na piscina. Para aliviar lombalgias, recomenda-se o uso de alguns medicamentos específicos para gestantes, sob a orientação do obstetra e ortopedista. *2

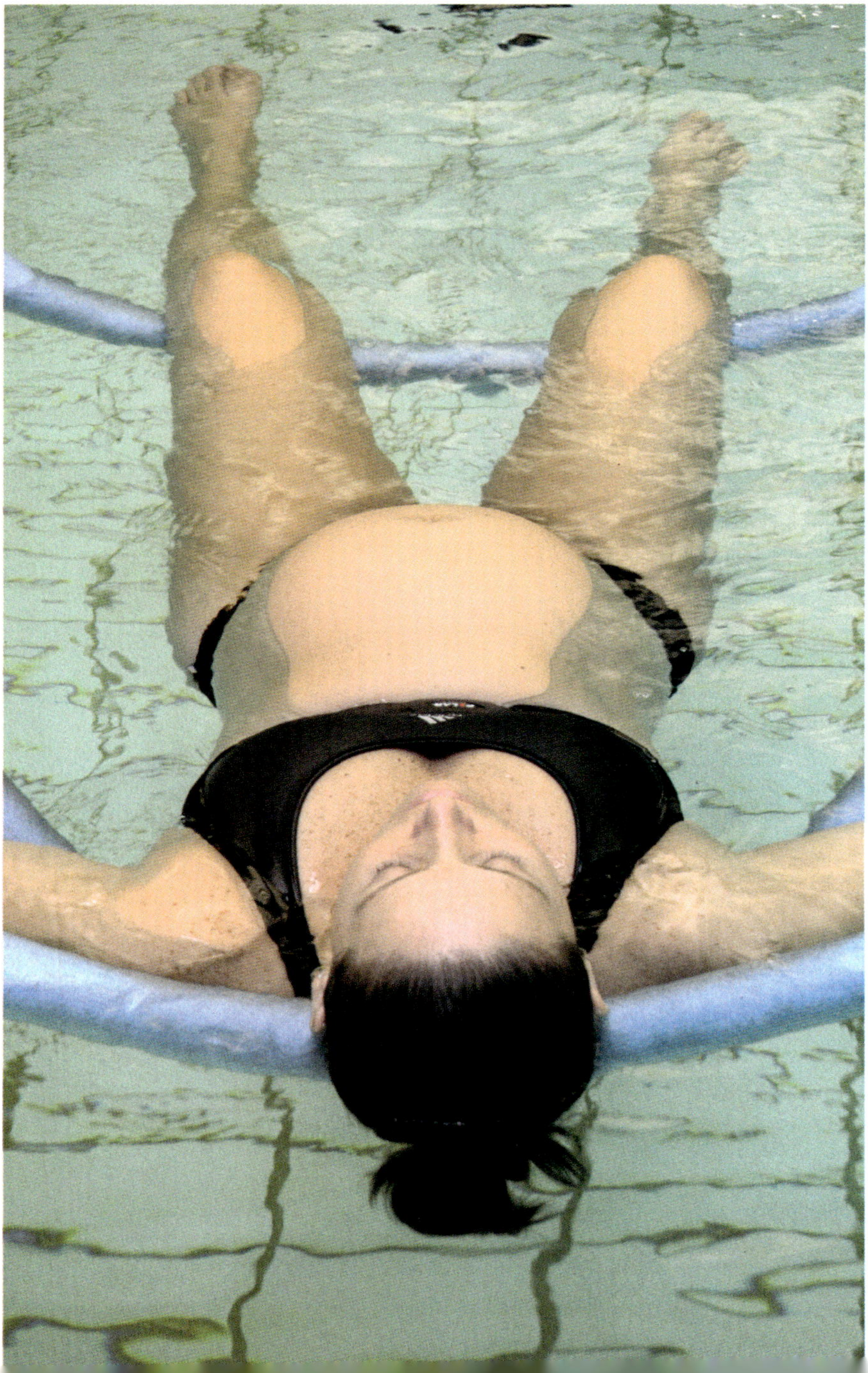

Como a obesidade pode levar à lombalgias?

O sedentarismo e a obesidade mórbida (IMC superior a 40) são fatores de risco no que diz respeito a lombalgias. A obesidade mórbida aumenta em duas vezes o risco de desenvolvimento do problema, estando frequentemente associada ao sedentarismo – outro fator importante. Este isoladamente – ou seja, em indivíduos dentro do peso normal –, é um fator de risco para o desenvolvimento de dores lombares. Nesses indivíduos a melhora espontânea da dor é mais demorada quando comparada à recuperação de pessoas que praticam exercícios. * 2

O estresse pode gerar lombalgias?

O estresse é um dos fatores que podem levar à lombalgias devido à contratura muscular por ele causada. * 3 Rogério Vidal de Lima, especialista em Coluna pelo HCFMUSP e membro da Sociedade Brasileira de Ortopedia e Traumatologia (SBOT).

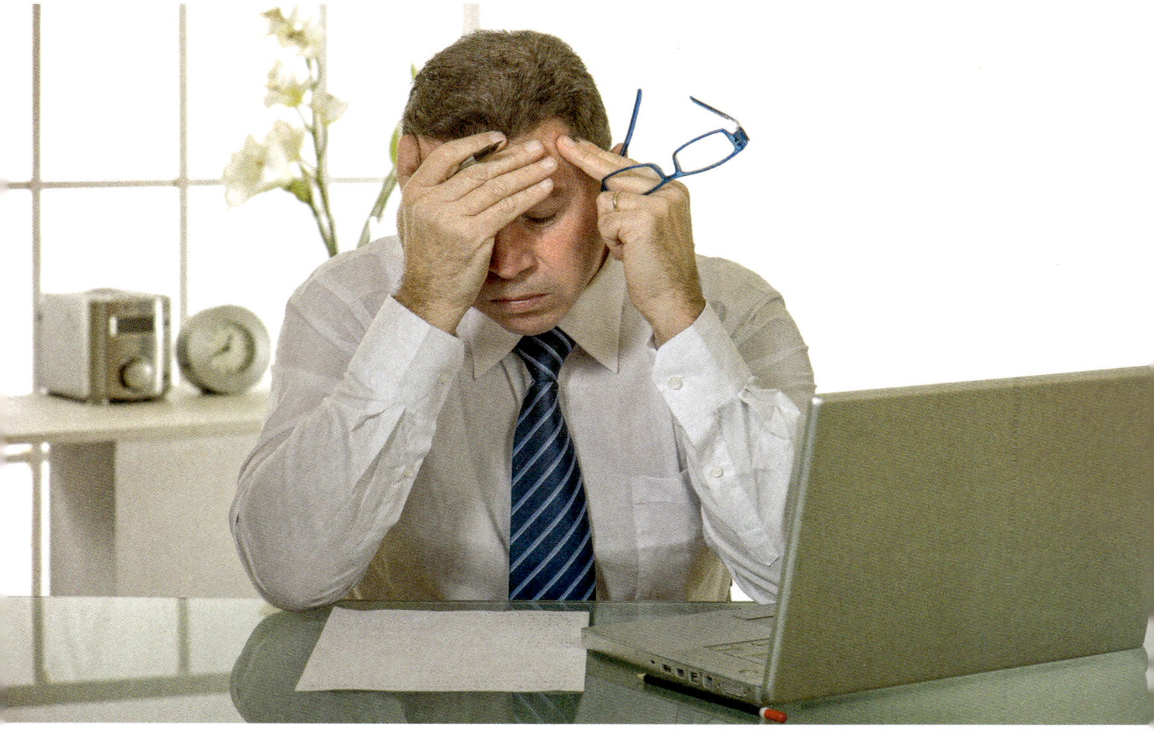

A depressão e outros problemas psicológicos podem levar à lombalgias?

Fatores psicossociais, como o estresse, ansiedade e depressão, são de risco para o desenvolvimento de lombalgias crônicas. Enquanto a obesidade e o sedentarismo aumentam em cerca de duas vezes as chances desse mal, os fatores psicossociais elevam em até três vezes os riscos de surgimento ou cronificação de lombalgias. A forma como o problema se instala através dos fatores psicológicos ainda não está totalmente esclarecida, mas, sabe-se que o centro cerebral que processa a dor está associado ao centro do humor, sendo frequente observar pacientes deprimidos que sofrem de dores crônicas e, também, indivíduos que têm dores e desenvolvem depressão posteriormente, havendo uma associação em 30% dos casos entre os eventos.* 2

Como o fumo está associado ao seu aparecimento?

O fumo aumenta de duas a três vezes o risco de desenvolvimento de lombalgias. As substâncias encontradas no cigarro são absorvidas pelo organismo e, ao longo do tempo, alteram o colágeno e proteínas, atuando na degeneração do tecido discal e aumentando seu enrijecimento. Além disso, as alterações que o fumo causa na microvasculatura podem prejudicar o aporte de oxigênio na região vertebral, o que também contribui para o processo de degeneração. *2

O frio pode causar ou agravar dores nas costas?

Não existe comprovação científica que relacione a temperatura baixa à piora das dores nas costas. No entanto, sabe-se que na presença de doenças reumática que acometam as estruturas da coluna essa relação existe, podendo ocorrer piora das dores – como nos casos de espondilite anquilosante, por exemplo. Além disso, deve-se considerar que durante as épocas mais frias as pessoas tendem a diminuir o ritmo de atividades físicas, ficando mais sedentárias e propensas à dores. * 2

Quais funções estão mais ligadas à lombalgias?

Trabalhos em que o indivíduo passa a maior parte do tempo em pé ou sentado, assim como aqueles relacionados ao carregamento de peso. A recomendação é que se troque de posição durante o expediente, saindo para se movimentar a cada hora. No carregamento de pesos, deve-se segurar os objetos próximos ao tronco, dobrando os joelhos para erguê-los e evitando movimentos rotacionais da coluna enquanto os carrega. * 2

Como é feito o diagnóstico das lombalgias?

Deve-se levar em consideração dores crônicas que perduram por mais de um mês; que se associam à perda de força, sensibilidade ou alterações de controle da micção e evacuação; ligadas à perda de peso e febre; dores nos extremos de idade, em crianças ou idosos ou que ocorrem depois de um trauma. Todos são sinais de alerta que devem levar a pessoa ao médico para investigar os sintomas na qual será avaliada a história da dor, com exames físicos e exames complementares para o correto diagnóstico. A ressonância magnética, por exemplo, pode ser um dos exames de escolha, dependendo da avaliação médica. * 4 Alexandre Fogaça Cristante, ortopedista do Instituto de Ortopedia e Traumatologia do HCFMUSP.

As dores na lombar podem resultar em outros problemas?

Sim. Vários problemas que podem culminar com dores na coluna, como as cólicas renais, gastrites e colites, bem como problemas no útero e ovários, infartos, problemas vasculares, entre outros. Por isso é necessária uma avaliação médica para que seja feito o correto diagnóstico do problema. * 4

Por que, em alguns casos, as dores nas costas são localizadas, mas, em outros, irradiadas e imprecisas?

As dores lombares podem ter várias causas. Dores musculares normalmente se localizam na região lombar e dorsal, mas, quando há afecção de estruturas neurológicas, as dores podem irradiar-se para os membros inferiores. * 4

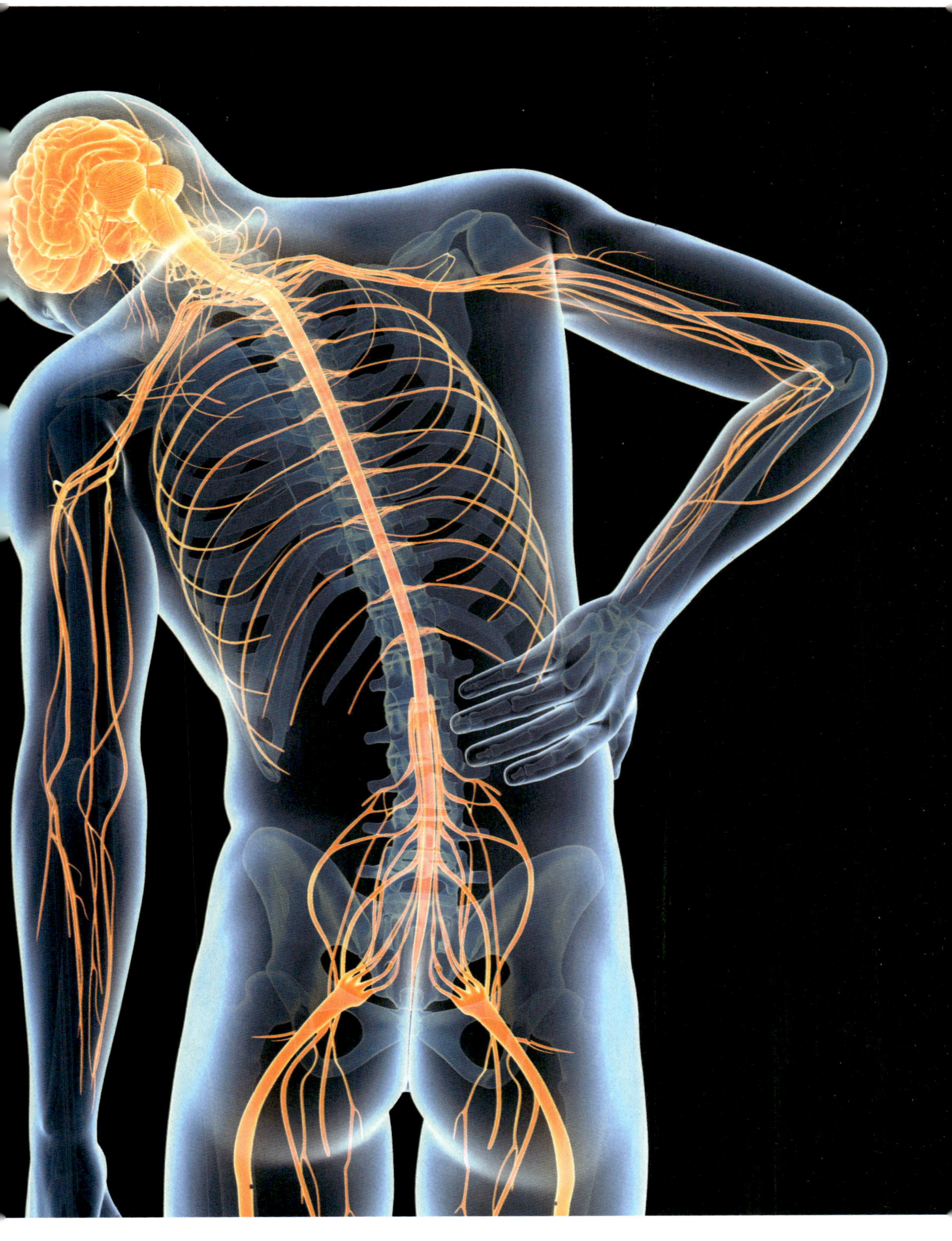

O que é a hérnia de disco?

O disco é o "amortecedor" das vértebras da coluna. Ele é formado de uma "capa" externa e, internamente, apresenta uma cartilagem. Quando esta "capa" se rasga, a cartilagem interna sai e comprime os nervos, causando dor. * 5 Adriano Scaff, neurocirurgião e docente da pós-graduação em Dor do Hospital Israelita Albert Einstein.

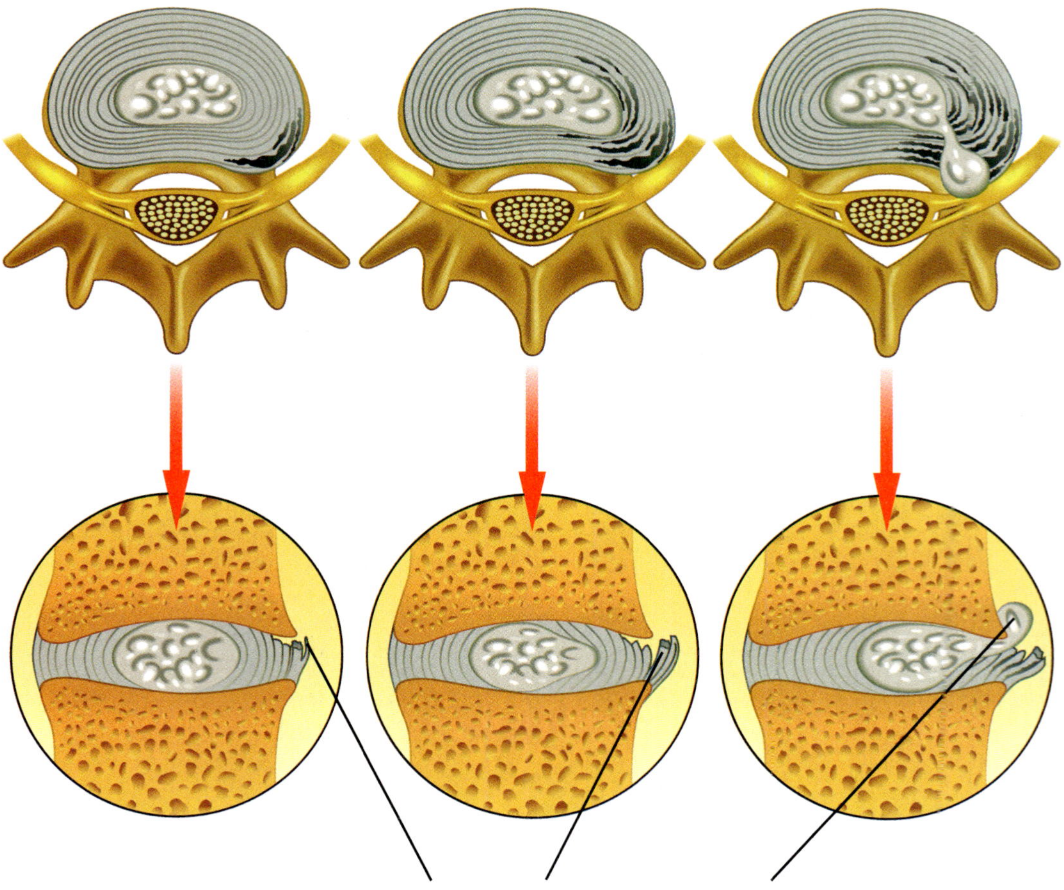

Quando a "capa" externa que reveste os discos vertebrais se rompe devido ao desgaste, a cartilagem interna é exteriorizada, comprimindo os nervos – processo que causa dor

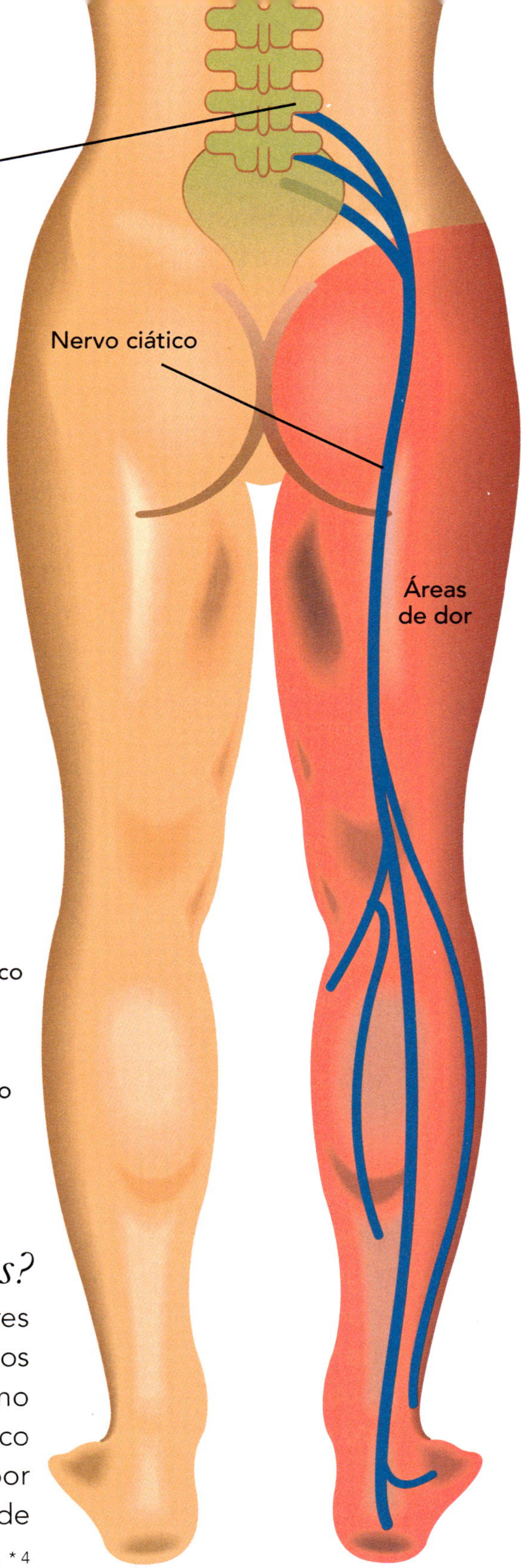

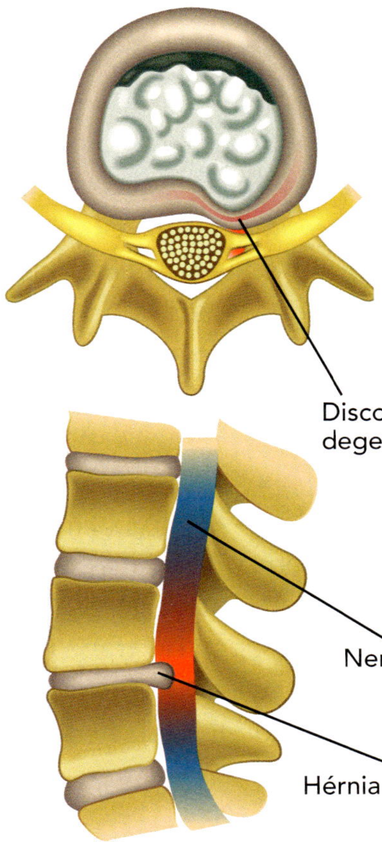

O que são as dores ciáticas?

Ciáticas são as dores lombares normalmente irradiadas para um dos membros inferiores, tendo como causa comum as hérnias de disco lombar. Essas dores ocorrem por compressão das raízes nervosas de l4, l5 e S1, que formam o ciático. * 4

Quais são as causas da hérnia de disco?

A causa principal é genética. No entanto, fatores mecânicos como exercícios físicos feitos de maneira oncorreta ou má postura, envelhecimento e traumas causados por repetição também têm influência em seu desenvolvimento. * 5

Por que a hérnia de disco é mais frequente na lombar?

A coluna lombar tem a função primordial de suportar o peso do corpo. Desta forma, as estruturas mais sobrecarregadas são os discos e, por isso, a hérnia de disco é uma patologia mais frequente nesta região. Ao contrário, na coluna cervical as doenças das juntas (articulações) são mais frequentes do que as hérnias, uma vez que a coluna cervical é mais móvel e suporta apenas o peso da cabeça. * 5

Em que faixa etária a hérnia de disco é mais comum?

A hérnia pode aparecer em qualquer idade, mas é muito mais frequente no adulto jovem, acima dos 25 anos, indo até os 65 anos (na faixa produtiva da vida). É preciso cuidado para que a hérnia não cause afastamentos desnecessários do trabalho ou de atividades físicas, necessárias ao bem-estar, ou a privação de pequenos movimentos importantes no dia a dia, como abaixar, levantar etc. * 5

Quais são os principais sintomas da hérnia de disco?

Dor nas costas e a dor com irradiação para as pernas, que podem estar associadas ou aparecerem separadamente. Isso significa que é possível ter apenas dor nas costas ou apenas dor nas pernas ou dor nas costas com irradiação para as pernas. Geralmente a dor ocorre em uma das pernas, partindo da região glútea, passando pela coxa e panturrilha e podendo chegar até o pé. Já a dor nas duas pernas é mais rara. * 5

Em que casos a hérnia de disco pode ser assintomática?

Na maioria das vezes, quando o disco "rasga" ou a cartilagem entra no canal da coluna e comprime os nervos (ocasionando a hérnia)- ocorre dor. Mas, em alguns casos, esse fenômeno acontece gerando pouca ou nenhuma dor. Estes casos assintomáticos. É interessante notar que ter hérnia não significa, necessariamente, ter uma doença, já que cerca de 15% da população apresenta hérnias de disco assintomáticas. * 5

Formigamento pode ser um sintoma da hérnia de disco?

Sim. Os nervos são compostos por fibras sensitivas e motoras. Nas fibras sensitivas, existem as fibras de tato, dor, temperatura etc. O formigamento pode ser um sinal de que o nervo está sendo pinçado, ou seja, machucado por uma hérnia. * 5

Hérnia de disco tem cura?

Sim, porém é muito importante lembrar que o termo "hérnia de disco" significa, simplesmente, que existe uma alteração na forma original do disco. A hérnia discal pode ou não ser sintomática. Quando sintomática, causa dores nas costas, nas pernas ou braços, conforme o disco envolvido. *6 Pil Sun Choi, ortopedista, fundador e atual presidente da Associação Brasileira de Desenvolvimento de Cirurgia Minimamente Invasiva de Coluna.

Como é o tratamento conservador da hérnia de disco?

A grande maioria das hérnias sintomáticas pode ser tratada com medidas não cirúrgicas, ou seja, com a ajuda de medicamentos e exercícios de reabilitação física, como a fisioterapia convencional, pilates, entre outros métodos. *6

Quais são os principais tratamentos para a hérnia de disco?

Cerca de 80% da dor causada pela hérnia de disco melhora após seis semanas do início da crise. No entanto, ao fazer uma ressonância da coluna após a melhora da dor, nota-se a hérnia ainda estará lá – mas, desinflamou e parou de gerar dor. Os medicamentos, a fisioterapia, os bloqueios da dor, a radiofrequência e as cirurgias são maneiras de tratá-la. É importante lembrar que deve-se tratar a coluna de forma menos invasiva e "menos agressiva", uma vez que a hérnia de disco é crônica e, na maioria das vezes, não curável.* 5

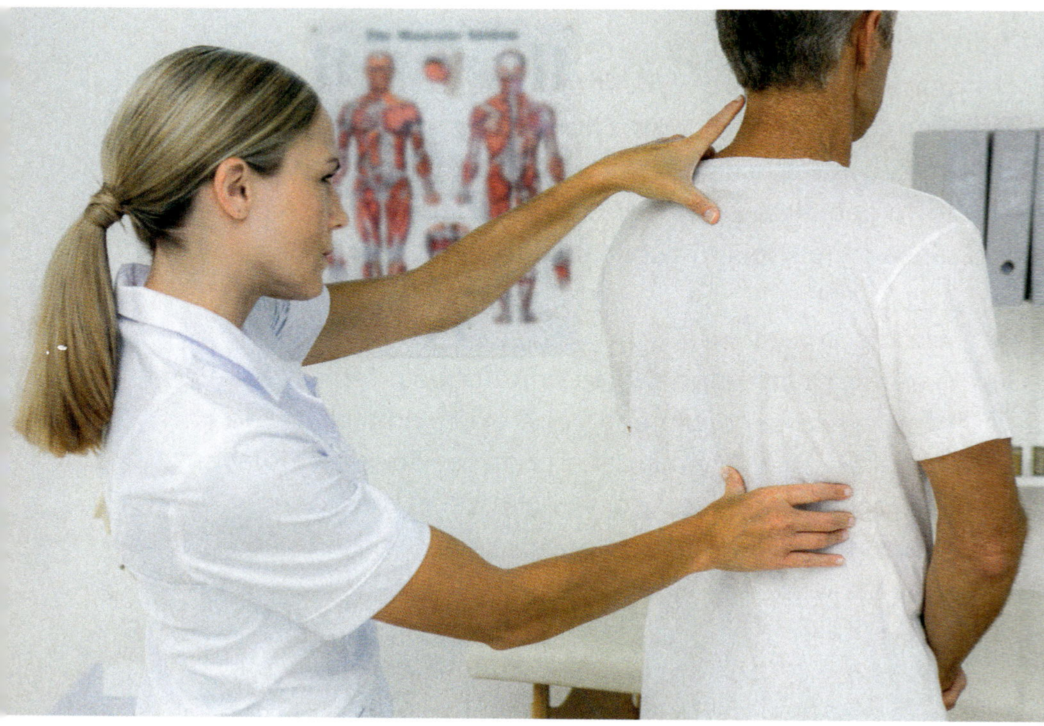

Quando são indicadas cirurgias para hérnia de disco?

A grande maioria das hérnias com indicação cirúrgica é devida à falha do tratamento conservador, após ter sido realizado por um período mínimo de um a três meses. Outras indicações são o deficit neurológico severo, o deficit neurológico progressivo e a síndrome da cauda equina. * 6

Quais são os tipos de cirurgias para hérnia de disco?

Há dois tipos: cirurgias com técnicas convencionais e com

técnicas minimamente invasivas. Na cirurgia de coluna convencional são feitas grandes incisões, com período prolongado de internação e demora para retornar às atividades prévias. Já as cirurgias de coluna minimamente invasivas permitem a realização do procedimento através de orifícios na pele e mini-incisões. Esse tipo de cirurgia provoca mínima lesão às estruturas não envolvidas na doença, com pouca perda de sangue, dor leve e rápida recuperação. *6

Quais são os principais avanços no tratamento das hérnias de disco?

Existem diversas técnicas para o tratamento de diferentes tipos de hérnias discais. Porém, pode-se citar as técnicas percutâneas realizadas com anestesia local. São elas a discectomia endoscópica transforaminal lombar, a hidrodiscectomia (ou *spine jet*) e a descompressão discal a laser diodo (ceralato laser). A discectomia endoscópica transforaminal lombar é um procedimento que introduz uma cânula com microcâmera acoplada na coluna por meio de um orifício feito na pele para remoção de hérnias discais. Na hidrodiscectomia é introduzida uma sonda (de 2 mm de diâmetro) dentro do disco para a realização da descompressão discal em caso de hérnias discais contidas pequenas ou médias (de 3 a 6 mm). Já a descompressão discal a laser diodo é um procedimento em que se introduz um cateter (de 1 mm de diâmetro) dentro do disco, para descompressão discal em casos de hérnias discais contidas pequenas (menores que 3 mm). *6

Explique a utilização do laser diodo.

Existem diversos tipos de laser: sólido, líquido, gasoso e eletrônico. O ceralato laser ou laser diodo (biolitec) é um tipo de laser eletrônico de última geração. Já foi amplamente testado na Europa e é considerado uma alternativa no tratamento cirúrgico de hérnia discal. Indica-se para pequenas hérnias discais (menores que 3 mm) que não melhoram com o tratamento conservador. A grande vantagem é que o procedimento é feito por meio de um orifício feito na pele, com anestesia local. O procedimento é ágil, minimamente invasivo e permite rápida recuperação. * 6

Como evitar a hérnia de disco?

A vida saudável, com os exercícios físicos feitos de forma correta, o controle do peso, o fortalecimento dos músculos que ficam ao redor da coluna (uma espécie de "alicerce" para a coluna) e a ergonomia no trabalho são atitudes que podem ajudar. Porém, não é possível interferir no fator genético. * 5

O que é osteofitose?

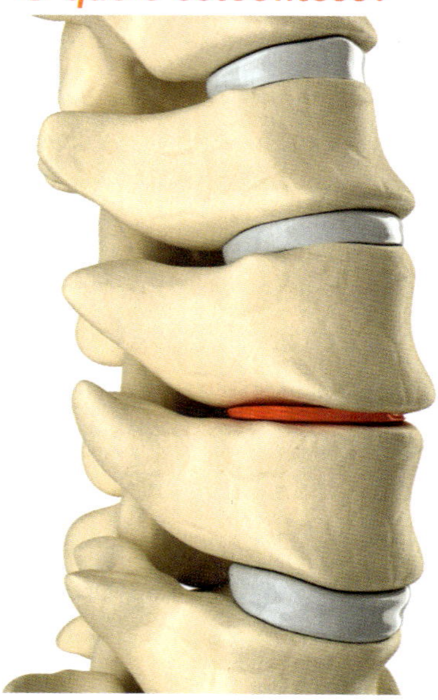

Com a degeneração do disco vertebral (espécie de "amortecedor" das vértebras), as superfícies ósseas ficam expostas. Para tentar dar estabilidade à coluna, os ossos aumentam de tamanho, formando os chamados bicos de papagaio

A osteofitose (mais conhecida como bico de papagaio) ocorre na artrose, sendo a formação de tecido ósseo nas extremidades do osso da vértebra da coluna. Esse tecido pode diminuir os espaços por onde passam os nervos (processo chamado de estenose), prejudicando pequenos túneis chamados de forames vertebrais, que são os espaços por onde os nervos deixam a medula e vão para os membros, para dar sensibilidade e movimento a eles. O nervo comprimido pelo bico de papagaio pode causar distúrbios dolorosos, principalmente com dor irradiada para os membros. Em casos mais graves, pode ocorrer até perda de força. * 7 Gustavo Constantino de Campos, doutor em Ciências pela FMUSP e coordenador do Programa de Tratamento de Artrose no Instituto Wilson Mello.

Como surge osteófito ou bico de papagaio?

Artrose é o processo degenerativo de uma articulação. Neste processo, as superfícies articulares revestidas por cartilagem perdem progressivamente este revestimento, de forma que as superfícies ósseas acabam ficando expostas. O processo ocorre em um ambiente inflamatório, que acomete todas as estruturas articulares. Como consequência, os ossos aumentam de tamanho, numa tentativa de aumentar a área de contato e distribuir o peso que passa por eles, diminuindo a pressão. Estas estruturas são os osteófitos, comumente chamados bicos de papagaio. O problema tem múltiplas causas, como a propensão do organismo desenvolver artrose, traumas, esforços, obesidade, sedentarismo, doenças inflamatórias que lesam a cartilagem, como a artrite reumatoide, entre outras causas. Mas a má postura, seguramente, colabora muito com a piora desse cenário. * 8 Wilson Dratcu, ortopedista do Hospital São José da Beneficência Portuguesa de São Paulo e presidente da Sociedade Brasileira de Cirurgia Minimamente Invasiva da Coluna.

O que é discopatia?

Os discos são espaçadores que ficam entre os corpos vertebrais, funcionando como uma espécie de amortecedores na transmissão axial da carga entre um segmento e outro da coluna vertebral. Quando sofrem um processo degenerativo, perdem suas propriedades mecânicas e, consequentemente, a capacidade protetora.

Desta forma, os platôs vertebrais recebem o peso de forma mal distribuída e direta, determinando uma sequência de alterações que levam ao processo degenerativo da coluna vertebral. Os cirurgiões de coluna usam o termo "cascata degenerativa de Kirkadis-Willis" para mostrar as diversas etapas desse processo. * 8

Quais são os sintomas da osteofitose?

O principal sintoma é a dor, que aparece na fase aguda. Dependendo do tipo de acometimento, ela pode apresentar diversas características, sendo possivelmente proveniente de articulações, discos, superfícies ósseas do platô vertebral, nervos comprimidos ou inflamados, musculatura contraturada, entre outros. Para diagnosticar o tipo de problema, analisa-se os padrões e características da dor, que podem sugerir a estrutura que está mais acometida. * 8

Quando pode ocorrer o "travamento" da coluna?

Na fase aguda, quando a dor é intensa e existe irritação do nervo, uma sequência de mecanismos é deflagrada a contratura da musculatura para imobilizar o segmento.* 8

Quando são indicadas cirurgias para a artrose da coluna?

Cirurgias para o tratamento de artrose da coluna e suas sequelas são raras. As indicações incluem sintomas de compressão neurológica que não melhoram com tratamento conservador ou, ainda, casos de artrose que desenvolvem deformidades graves ou instabilidade vertebral. * 7

Como essas cirurgias são realizadas?

Existem vários procedimentos, de acordo com o problema gerado pelo bico de papagaio. O procedimento para descomprimir um nervo geralmente é feito com a retirada de uma porção do osso da vértebra, liberando o espaço que o nervo precisa. Muitas vezes, a descompressão acompanha uma fixação das vértebras para evitar instabilidade local, através, por exemplo, de parafusos colocados no pedículo da vértebra. * 7

Como é feito o tratamento conservador para a osteofitose?

O tratamento conservador para bico de papagaio é feito por meio de várias medidas e com alguns medicamentos. É importante a educação do paciente a respeito do problema e da importância de sua participação ativa em sua recuperação, pois, provavelmente, será necessário mudar hábitos e estilo de vida. O emagrecimento é imperativo para os obesos, por exemplo. A atividade física deverá ser feita para melhorar a qualidade da musculatura envolvida na postura, com destaque para o que convencionou-se chamar de *core*. Acertos na postura durante as mais diversas atividades também são fundamentais. Como em outros tipos de artrose, o uso de medicação condroprotetora é benéfico e, além do alívio da dor, ajuda a diminuir a necessidade de outros analgésicos, evitando seus colaterais. Analgésicos, medicação anti-inflamatória e alguns moduladores de dor e de humor completam o tratamento. * 7

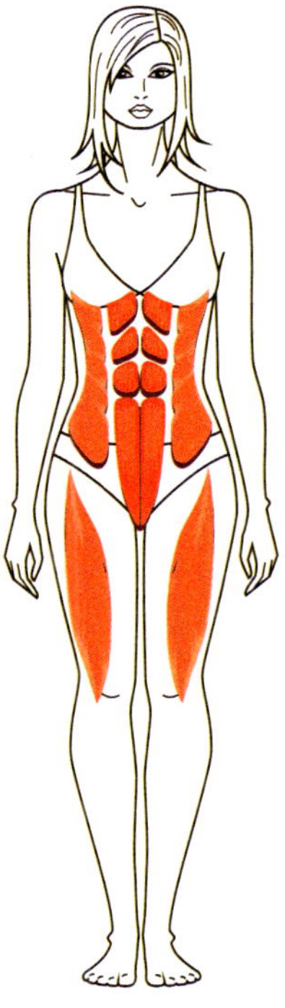

Benefícios do **treino core**:

NA SAÚDE:
previne dor nas costas e lesões
NO VISUAL:
boa postura e cintura definida
NO DIA A DIA:
força para realizar as tarefas

Onde **pega?**

Músculos locais: transverso do abdome, oblíquo interno (fibras inseridas na fáscia toracolombar), multífido lombar, músculos do assoalho pélvico, diafragma, interespinhais, quadrado lombar e piriforme.

Músculos globais: reto abdominal, oblíquo externo/interno, eretor espinhal, quadrado lombar (fibra lateral), adutor magno, adutor longo, adutor curto, grácil, pectíneo, quadríceps, posteriores da coxa, glúteo máximo, médio e mínimo.

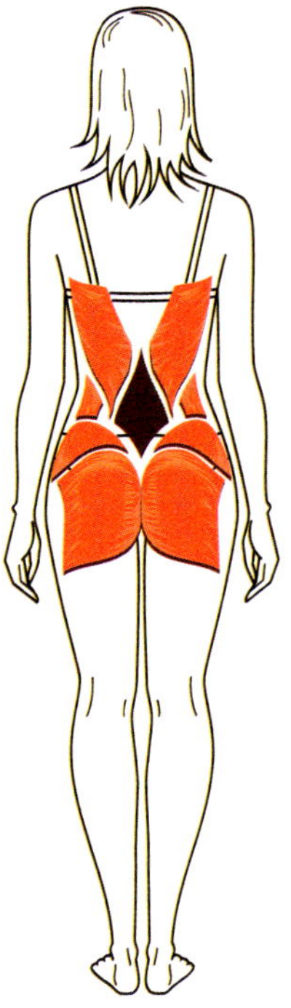

O que há de mais moderno no tratamento da artrose da coluna?

Havendo a necessidade de tratamento cirúrgico, existem técnicas minimamente invasivas que podem ser utilizadas com sucesso. Há também, procedimentos percutâneos guiados por imagem, indicados para a remoção de alguns nervos. Estes são realizados em clínicas especializadas em dor. Mas, sem sombra de dúvida, a melhor opção sempre é o tratamento não cirúrgico. * 7

Que medidas ajudam na melhoria da qualidade de vida do paciente com osteofitose (bico de papagaio)?

O paciente com bico de papagaio terá uma melhor qualidade de vida se emagrecer ou manter-se magro, praticar exercícios que fortaleçam a musculatura envolvida no controle postural (*core*), realizar as mais diversas atividades com postura adequada e fazer uso de medicação condroprotetora. * 7

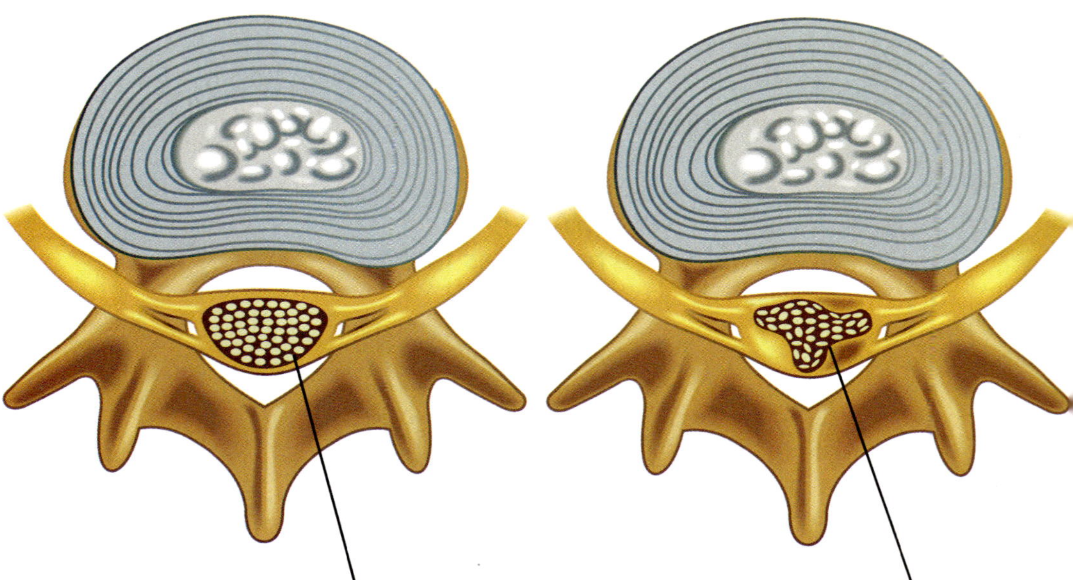

O que são estenoses do canal?

O canal medular é um espaço dentro da coluna vertebral por onde passam a medula e os nervos. Com o processo degenerativo, ou seja, por alterações e desgastes, esse canal pode ficar estreito, comprimindo os nervos em seu interior. Geralmente, as compressões são causadas por proeminências ósseas que se formam, bem como por espessamento de ligamentos e articulações. Pode ocorrer em toda a coluna, no entanto, é mais frequente na região mais alta, denominada cervical, bem como na região mais baixa, chamada de lombar. * 9 Rodrigo Junqueira Nicolau, médico ortopedista do programa locomotor do Hospital Israelita Albert Einstein.

Quais são os sintomas das estenoses?

Os sintomas podem variar de dores localizadas até sintomas neurológicos. No caso de acometimento da região lombar, as pessoas podem se queixar de dor irradiada para uma ou ambas as pernas, piorando aos movimentos e com a caminhada. Podem estar presentes a sensação de formigamento e alteração de sensibilidade, bem como diminuição de força ou dificuldade para caminhar algumas distâncias. (com melhora ao sentar e fletir a coluna). Pacientes com estenose do canal medular central geralmente sentem mais dificuldade para descidas do que para subidas ou para permanecer mais tempo em pé. Isto ocorre porque ao andar em uma descida ou permanecer em pé, o canal fica mais fechado, causando desconforto e piora dos sintomas; e, ao fletir o tronco, inclinando-o para frente, o canal fica um pouco mais aberto, o que alivia os sintomas. Em compressões mais intensas, podem estar presentes alterações de sensibilidade na região do períneo, além de alterações da continência urinaria ou intestinal, demonstrando quadros mais graves de estenose. Quando é acometida a região cervical, os sintomas podem ser localizados nos braços, com diminuição de força ou alteração de sensibilidade. Também é possível que o paciente passe a sentir dificuldade para alguns movimentos "finos" das mãos, como abotoar, folhar uma revista, contar dinheiro, segurar objetos e escrever. * 9

Quais são as causas das estenoses?

As causas mais frequentes são secundárias ao processo degenerativo, que pode se desenvolver na coluna com o avanço da idade. É mais comum que ocorra a partir dos 50 anos. Durante o processo de envelhecimento, a coluna passa por alterações que cursam com diminuição da altura dos discos – espécie de "amortecedores" entre as vértebras – podendo, ainda, surgirem alterações e desequilíbrios na musculatura que estabiliza a coluna. Estes fatores, em conjunto, levam à instabilidade do movimento das vértebras. O organismo, em uma tentativa de melhorar e tentar estabilizar novamente os movimentos da coluna, passa a produzir proeminências ósseas, diminuir a altura do disco e espessar as articulações e ligamentos da coluna. Quando isso ocorre em maior intensidade, acaba comprimindo as estruturas nervosas, causando dores e demais sintomas. *9

Quais são as opções de tratamento para estenose?

A princípio o tratamento da estenose deve ser de forma conservadora, com medicamentos, mudanças de hábitos de vida, melhora do equilíbrio muscular e dos movimentos, o que geralmente é conseguido com reabilitação, fisioterapia e acompanhamento. Entretanto, casos com sintomas mais intensos, que não melhoram com o tratamento ou demonstram evolução com piora do quadro neurológico e diminuição da força muscular, podem se beneficiar com o tratamento cirúrgico. *9

Quais são as opções de cirurgia para estenose?

O objetivo do tratamento cirúrgico é liberar a compressão das estruturas nervosas afetadas. Para isto, as técnicas devem realizar a descompressão medular e dos nervos, permitindo que melhorem a sua função. Logo, a cirurgia remove proeminências ósseas, ligamentos hipertrofiados e estruturas ao redor que causam a compressão dos nervos. Isso tende a aliviar a dor e permitir o retorno às atividades diárias. *9

Qual é a influência do fator genético na estenose?

Antigamente, acreditava-se que fatores de risco como esforços físicos de repetição eram os grandes responsáveis pela ocorrência de sintomas de dores e limitações na coluna. Atualmente, com estudos, acredita-se que mais de 60% das causas de degeneração da coluna ocorram devido a fatores genéticos. Não se pode excluir, obviamente, outros como obesidade e sedentarismo. Logo, trata-se de uma doença que se desenvolve por causas multifatoriais, sendo que os fatores genéticos estão entre os principais responsáveis, apesar de existirem muitas questões para ser esclarecidas. * 9

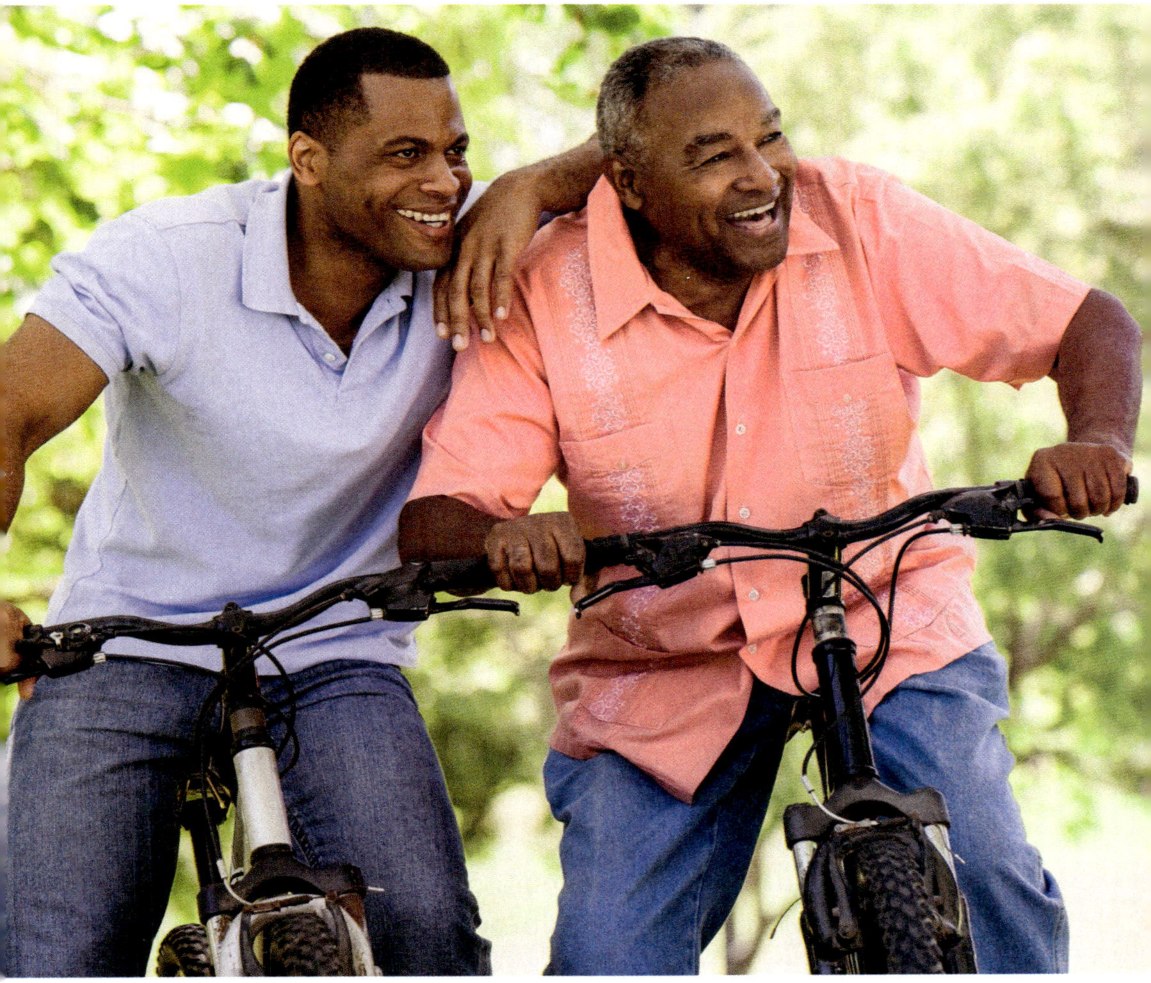

Como é o prognóstico das estenoses?

O processo de degeneração da coluna é um processo contínuo. Se o organismo conseguiu se estabilizar novamente e restringir adequadamente o movimento entre as vértebras, o processo tende a ser mais restrito. Já nos casos em que na fase inicial degenerativa os sintomas é mais intensas, pode haver piora do quadro durante o processo de estabilização. Assim, em um mesmo indivíduo, o processo degenerativo pode evoluir de forma diferente em níveis diferentes da coluna. Um determinado nível pode se estabilizar sem sintomas, enquanto em outros o processo degenerativo pode evoluir com piora gradativa dos sintomas. Por isso, é importante diferenciar o processo natural de degeneração das alterações sintomáticas, pois nem tudo que for identificado como desgaste da coluna requer tratamento, podendo fazer parte da evolução normal para aquela pessoa. O mais importante é o acompanhamento dos sintomas iniciais, para evitar danos mais irreversíveis. * 9

O que é a espondilite anquilosante?

A espondilite anquilosante é um tipo de inflamação que afeta os tecidos conjuntivos, caracterizando-se pela inflamação das articulações da coluna e das grandes articulações, como quadris, ombros e outras regiões. Embora não exista cura para a doença, o tratamento precoce e adequado consegue tratar os sintomas (inflamação e dor), estacionar a progressão da doença, manter a mobilidade das articulações acometidas e manter uma postura ereta. * 10 Médicos da Comissão de Espondiloartrites da Sociedade Brasileira de Reumatologia (SBR).

Quais são os sintomas da espondilite anquilosante?

Dores na coluna que surgem de modo lento ou insidioso durante algumas semanas, associadas à rigidez matinal da coluna, que diminui de intensidade durante o dia. A dor persiste por mais de três meses, melhora com exercício e piora com repouso. No início, a espondilite anquilosante costuma causar dor nas nádegas, possivelmente se espalhando pela parte de trás das coxas e pela parte inferior da coluna. Um lado é geralmente mais doloroso do que o outro. Essa dor tem origem nas articulações sacroilíacas (entre o sacro e a pélvis).

Alguns pacientes sentem-se globalmente doentes – cansados, sem apetite e podem ter anemia e perder peso. A inflamação das articulações entre as costelas e a coluna vertebral pode causar dor no peito, que piora com a respiração profunda, sentida ao redor das costelas, podendo ocorrer diminuição da expansibilidade do tórax durante a respiração profunda. Os indivíduos que apresentam limitação significativa da expansibilidade do tórax não devem fumar, pois seus pulmões, que já não expandem normalmente, são ainda mais susceptíveis a infecções. *10

Como a espondilite anquilosante se associa à lombalgias?

O sintoma mais comum na espondilite anquilosante é a dor lombar, levando à piora da dor quando em repouso, com manutenção de um quadro sem posições agravantes ou desencadeadoras durante o dia. De início insidioso, a doença perdura em surtos de semanas ou meses, com sintomatologia contínua progressiva e limitante. *11 Celio Roberto Gonçalves, reumatologista e presidente da Comissão de Espondiloartrites, da Sociedade Brasileira de Reumatologia (SBR).

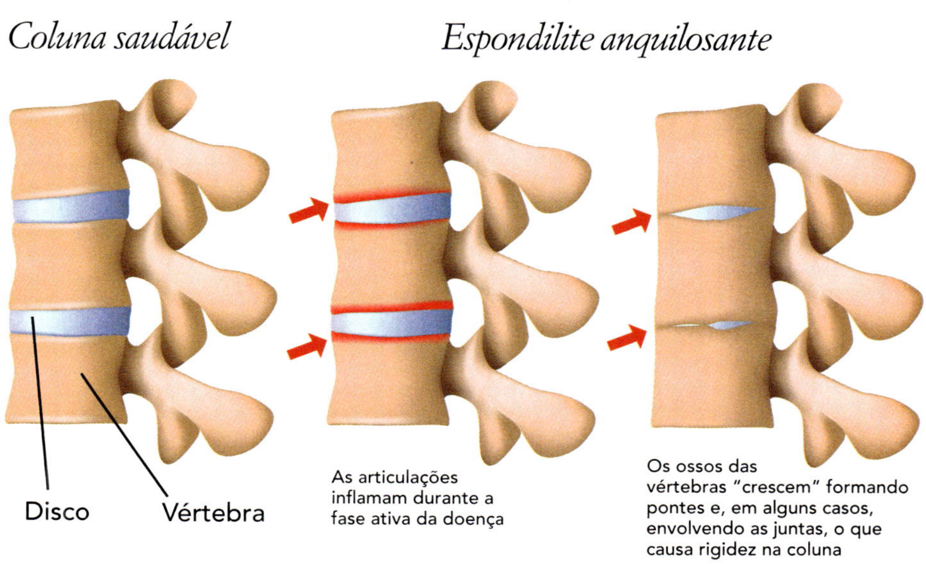

Quais são as causas da espondilite anquilosante?

A causa é desconhecida. Os especialistas concordam que a doença é cerca de 300 vezes mais frequente em pessoas que herdam um determinado grupo sanguíneo dos glóbulos brancos quando comparadas com aquelas que não possuem esse marcador genético – denominado HLA-B27. Cerca de 90% dos pacientes brancos com espondilite anquilosante são HLA-B27 positivos. A teoria mais aceita é a de que a doença possa ser desencadeada por uma infecção intestinal em pessoas geneticamente predispostas a desenvolvê-la, ou seja, portadoras do marcador genético HLA-B27. * 10

Como diagnosticar a espondilite anquilosante?

O diagnóstico é baseado no conjunto de sintomas (dor nas nádegas e nas costas) e nos exames de imagem (raios-X, tomografia computadorizada ou ressonância magnética) da bacia, da coluna e das juntas afetadas. O médico faz um histórico e examina as costas (procurando por espasmos musculares, com atenção para a postura e mobilidade) e outras partes do corpo, procurando pelas evidências da espondilite anquilosante. O diagnóstico de espondilite anquilosante é confirmado pelos exames de imagem acima citados. As alterações características estão nas juntas sacroilíacas, mas estas podem levar alguns anos para se desenvolverem, podendo não ser notadas na primeira consulta. O médico, provavelmente, também avaliará o paciente com relação à anemia, aos testes da velocidade de sedimentação das hemácias (VHS) e à proteína C Reativa (PCR), que informam quão ativa a doença está. * 10

É possível fazer o diagnóstico precoce da espondilite anquilosante?

Muitos pacientes comentam que sua espondilite anquilosante só foi diagnosticada vários meses ou anos após o início dos primeiros sintomas. Não há nenhum teste diagnóstico que o médico possa solicitar no início da dor na coluna, porém os sintomas do paciente, que são diferentes das dores de coluna comuns, devem alertar para o diagnóstico da espondilite anquilosante. A presença ou positividade do grupo sanguíneo HLA-B27 certamente não fará o diagnóstico, embora possa ajudar. Atualmente, considera-se que os exames de imagem são os que poderiam mais precocemente detectar a inflamação das articulações sacroilíacas, o que normalmente ocorre na fase inicial da espondilite anquilosante. * 10

Quais são os tratamentos para a espondilite anquilosante?

Não há cura para a espondilite anquilosante e, embora a doença tenda a ser menos ativa conforme a idade avança, o paciente deve estar consciente de que o tratamento deve durar para sempre. O tratamento engloba uso de medicamentos, fisioterapia, correção postural e exercícios que devem ser adaptados a cada paciente. * 10

Como é o tratamento medicamentoso convencional?

O tratamento medicamentoso convencional utiliza analgésicos para aliviar a dor. Alguns dos medicamentos são efetivos durante a noite e a primeira parte do dia. Podem ser sintomáticos, como os analgésicos e relaxantes musculares, ou modificadores da evolução da doença, como a sulfasalazina e o metotrexato. Como existem estudos indicando que o uso contínuo de anti-inflamatórios não-hormonais pode reduzir a progressão radiológica da espondilite anquilosante, estes medicamentos também são considerados modificadores de doença. Passada a fase aguda da doença, a maioria dos pacientes não necessita de remédios, uma vez que faça parte de um programa regular de exercícios. Os remédios são necessários esporadicamente, apenas quando os sintomas reaparecem apesar da terapia de exercícios. Para outros pacientes, pode ser necessário um tratamento contínuo com doses reduzidas (manutenção) de medicamentos. * 10

Como é o prognóstico da espondilite anquilosante?

Se for corretamente diagnosticada e tratada de forma adequada, com o arsenal terapêutico (anti-inflamatórios não hormonais e ou agentes biológicos) e complementada com fisioterapia, a doença é controlada e pode entrar em remissão clínica. * 13

O que são terapias biológicas para tratamento da espondilite anquilosante?

Terapias biológicas representam um significativo avanço no tratamento dos portadores de espondilite anquilosante que não responderam ao tratamento convencional. A terapia biológica consiste em injeções subcutâneas ou intravenosas de medicações que combatem a dor, inflamação e as alterações da imunidade. São medicações à base de anticorpos monoclonais, proteínas de fusão celular, anti-interleucinas e bloqueadores da coestimulação do linfócito T que se comportam como "mísseis teleguiados" que inativam, com precisão e segurança, determinados alvos constituídos por células, citocinas e mediadores imunes presentes de forma anormal na circulação dos portadores de espondilite anquilosante. * 10

Quais são as principais causas da dorsalgia?

As principais causas de dorsalgia são as disfunções musculares (dor miofascial), os problemas decorrentes das articulações entre as vértebras torácicas (facetas articulares) e as degenerações do disco intervertebral. * 12 André Marques Mansano, médico intervencionista em dor e coordenador do Módulo de Dor da Pós-Graduação em Anestesiologia do Hospital Israelita Albert Einstein.

O que é escoliose?

Escoliose é um desvio da coluna vertebral para esquerda ou direita, resultando em um formato de "S" ou "C". O desvio no plano frontal é acompanhado de uma rotação e de uma gibosidade, devido à rotação da vértebra com elevação da costela na convexidade da curva. * 13 Artur da Fonseca, médico ortopedista e membro titular da Sociedade Brasileira de Ortopedia e Traumatologia (SBOT).

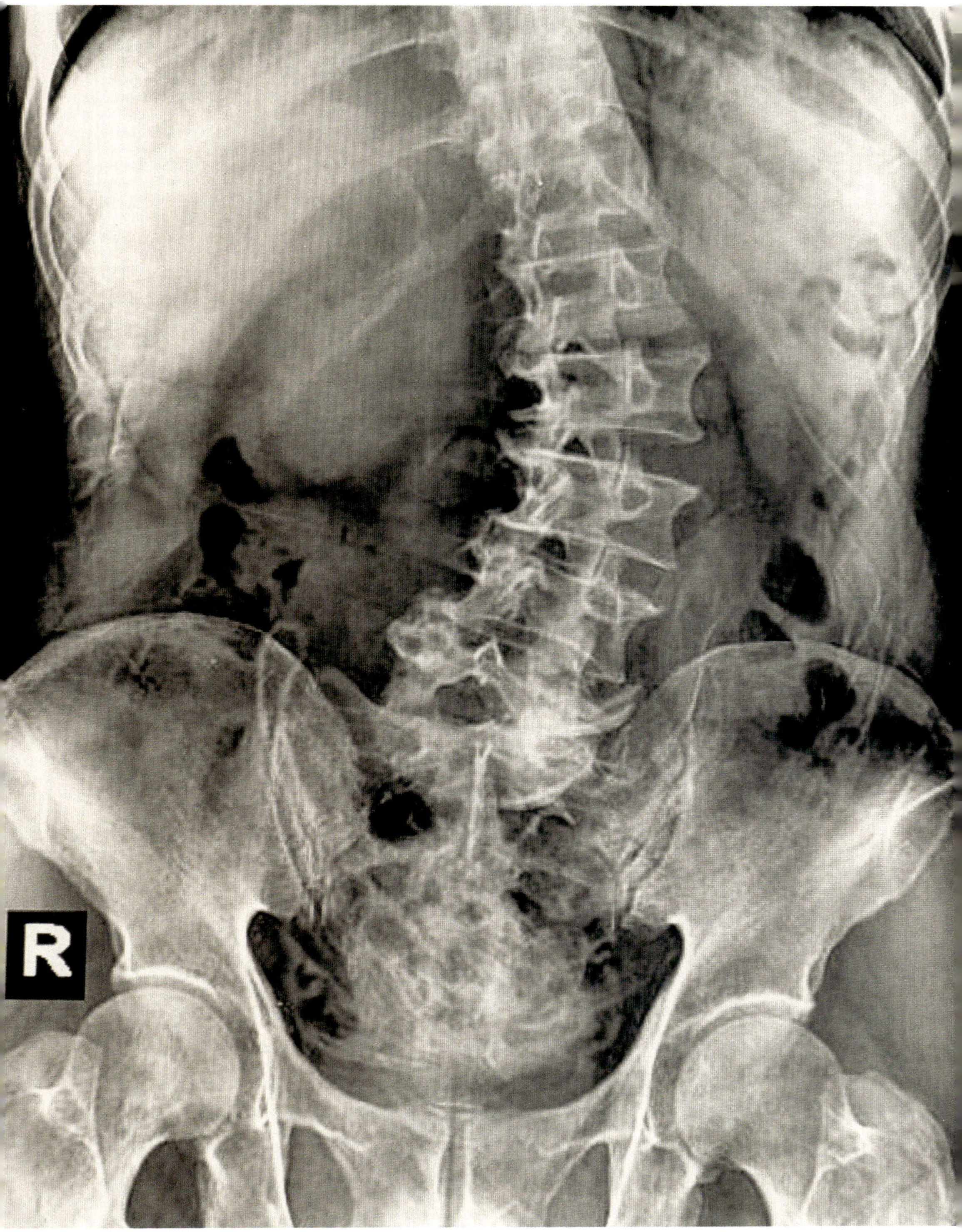
R

Quais são as causas da escoliose?

Existem três principais causas para a escoliose. Uma dela é a congênita, que decorre de um problema com a formação dos ossos da coluna vertebral (vértebras) ou de um problema de fusão dos ossos da coluna, podendo ou não estar associado à fusão de costelas durante o desenvolvimento do feto ou do recém-nascido. Outro tipo é a escoliose neuromuscular, causada por problemas neurológicos, como paralisias cerebrais ou musculares, que determinem fraqueza muscular, controle precário dos músculos ou paralisia decorrente de doenças como distrofia muscular, espinha bífida e poliomielite. Também existe a escoliose idiopática, que não possui causa conhecida, tratando-se de 70 a 80% dos casos. * 13

Existe um grupo de risco associado à escoliose?

Algumas pessoas são mais suscetíveis ao encurvamento da coluna. Um dos fatores de risco é a idade, já que os sinais e sintomas geralmente começam durante a fase mais acentuada de crescimento, que costuma ocorrer pouco antes da puberdade (dos nove aos 15 anos). Além disso, embora ambos os sexos possam ser afetados, as meninas possuem um risco maior de desenvolver curvaturas anormais na coluna. Outro fator predisponente é o histórico familiar, pois a escoliose é mais comum entre membros de uma mesma família que possuam antecedentes da deformidade. * 13

Quais são os sintomas da escoliose?

Há suspeita de escoliose quando um ombro parece estar mais alto ou quando a pélvis parece estar inclinada. Um olhar leigo não percebe a curvatura nos estágios iniciais, exceto quando o paciente dobra o tronco para a frente e a assimetria entre os lados da coluna fica evidente. Os principais sintomas da escoliose podem incluir ombros ou quadris que parecem assimétricos, coluna vertebral encurvada anormalmente para um os lados e, eventualmente, desconforto muscular. Normalmente, a escoliose na criança não causa dor. Quando a dor está presente há necessidade de uma avaliação médica criteriosa no sentido de afastar outras doenças mais graves. * 13

As escolioses são, em sua maior parte, assintomáticas?

No início da doença, a escoliose idiopática é praticamente assintomática, sendo importante a realização da triagem escolar. A triagem escolar é feita pelo método de Adams, que evidencia a assimetria se ela estiver presente e é de simples execução. Pede-se para a que a criança ou adolescente flexione o tronco para frente com os pés juntos, sem dobrar os joelhos. Com os membros superiores esticados e soltos, a curva da escoliose fica mais evidente. O examinador fica atrás do paciente e observa se há o desequilíbrio, ou seja, diferenças na altura do tórax. * 13

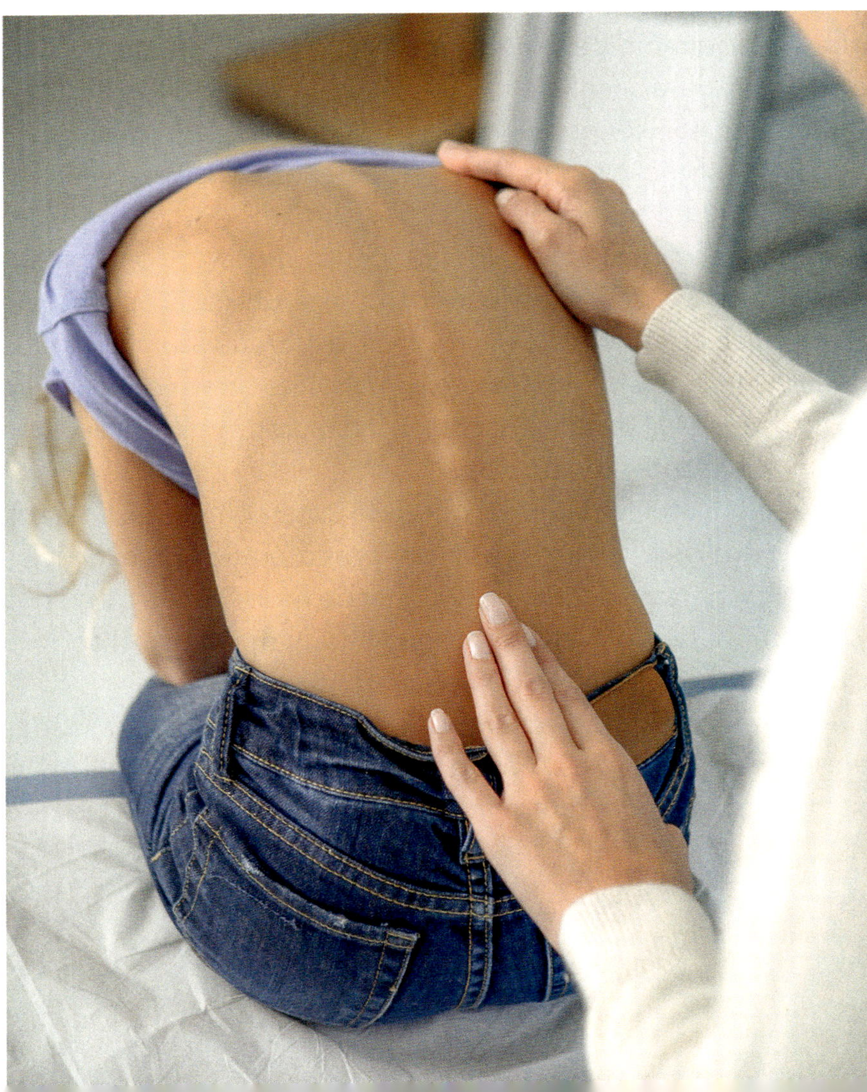

Como é realizado o tratamento conservador da escoliose?

O tratamento conservador da escoliose se baseia no acompanhamento médico sistemático, com ajustes e modificações de gestão de acordo com as necessidades. Este tipo de tratamento envolve fisioterapia especializada e órtese (acessório para imobilização). O objetivo primário do tratamento conservador da escoliose é deter a progressão da curvatura. A melhora da função pulmonar (capacidade vital) e o tratamento da dor são também de grande importância. Para que esses objetivos sejam alcançados, é necessário seguir uma sequência segura, como os degraus de uma escada. O primeiro modo de gerenciamento conservador da escoliose é baseado na fisioterapia especializada. O exercício especificamente desenvolvido, projetado e cientificamente embasado para o tratamento da escoliose é a chave para o bom resultado do tratamento. É importante ressaltar que a fisioterapia para escoliose não é composta apenas de exercícios gerais, mas sim de métodos específicos como o Método SEAS, Lionês, Schroth, Side Shift, o Dobosiewcz, entre outros. A aplicação requer fisioterapeutas e médicos certificados e devidamente treinados.

A segunda modalidade de tratamento conservador é a associação dos exercícios específicos com a utilização do colete ortopédico, prevenindo a progressão da curvatura. Estudos demonstram que o tratamento com o colete ortopédico parece reduzir a prevalência da cirurgia, restaurar o perfil sagital e influenciar a rotação vertebral.

Existe uma terceira modalidade de tratamento conservador, que agrega as duas técnicas anteriores à prática de exercícios respiratórios, associados a exercícios de mobilização da coluna vertebral, visando a preparação para a cirurgia, auxiliando o cirurgião a obter um melhor resultado final.

As diretrizes para a intervenção conservadora são baseadas em informações atuais sobre o risco de progressão significativa da curvatura em um determinado período de tempo. Cada caso tem sua própria história natural e deve ser considerado em uma base individual, no contexto de uma avaliação clínica completa do paciente. É importante ressaltar que os exercícios especializados devem ser integrantes do tratamento da escoliose desde a sua detecção até o final do crescimento. Empregados por profissionais gabaritados e, se necessário, associados a coletes ortopédicos, esses exercícios aumentam consideravelmente as chances de sucesso do tratamento. * 13

O uso de colote ortopédico deve ser associado a outros métodos de tratamento?

Sim. O colete ortopédico é indicado para as curvas entre 25 e 45 graus, enquanto houver expectativa de crescimento. Nesses casos, os exercícios fisioterapêuticos especializados são fundamentais na preparação para o uso do colete, durante o seu uso, e também na fase de retirada do colete, evitando efeitos negativos, como feridas na pele, perda de força muscular e prejuízos psicológicos. * 13

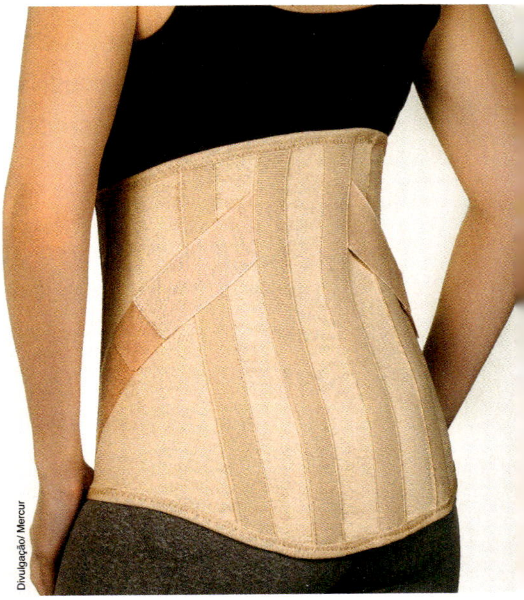

Divulgação/ Mercur

Como é o prognóstico no tratamento da escoliose?

O resultado do tratamento para escoliose depende da causa, da localização e da gravidade da curvatura. Quanto maior for a curva, maior será a chance de ela piorar após cessar a fase de crescimento. A escoliose grave (curvas na coluna vertebral maiores do que 100 graus) pode causar problemas respiratórios. Os casos de escoliose que não possuem gravidade e que são tratados apenas com o uso de órteses costumam ser resolvidos satisfatoriamente. * 13

As pessoas com esse quadro não são suscetíveis a problemas em longo prazo, mas existe uma taxa elevada de dor na coluna lombar quando esses indivíduos envelhecem. As pessoas com escoliose idiopática corrigida cirurgicamente recuperam-se bem e podem levar uma vida ativa e saudável. Os pacientes com escoliose neuromuscular que sofrem de um outro distúrbio grave, como paralisia cerebral ou distrofia muscular, costumam ter tratamento diferenciado. Geralmente, a meta da cirurgia para esses casos é simplesmente permitir que a criança se sente corretamente na cadeira de rodas. Já os bebês com escoliose congênita têm uma grande variedade de complicações subjacentes. Essa doença tem um manejo difícil e muitas operações costumam ser feitas. * 13

Quando a cirurgia para escoliose é indicada?

O procedimento cirúrgico é, geralmente, reservado para as curvas superiores a 50 graus ou que evoluem rapidamente no aumento da angulação em adolescentes e adultos. Os objetivos do tratamento cirúrgico são obter uma correção parcial da curva e evitar a progressão da mesma. Se forem utilizadas as técnicas de fisioterapia especializada no pré e pós-cirúrgico, sem dúvida essa intervenção será menos dramática.

A cirurgia para tratamento da escoliose é denominada artrodese de coluna. No procedimento, indicado apenas a crianças e adolescentes, a deformidade é corrigida através da colocação de parafusos de titânio nas vértebras. O procedimento cirúrgico é feito pelas costas e são colocados parafusos em todas as vértebras que apresentam deformidades, além de duas hastes para a correção da curvatura da coluna. * 13

Quais são os avanços recentes no trato de escolioses?

No tratamento cirúrgico da escoliose, atualmente, tenta-se realizar a menor quantidade de artrodese para corrigir a curva e, em alguns casos, utiliza-se a técnica minimamente invasiva com incisões pequenas. Outro ponto é a monitorização neurofisiológica. As cirurgias ortopédicas estão entre os procedimentos que envolvem estruturas do sistema nervoso central ou do periférico e que, por esse motivo, necessitam de acompanhamento monitorado para diminuir os riscos que oferecem aos pacientes. * 13

Quando surge a hipercifose?

As causas principais são a má postura (dorso curvo juvenil), a doença de Scheuermann (cunhamento vertebral superior a 5 graus), problemas neuromusculares (paralisias) ou congênitos (má formações nas vértebras), problemas inflamatórios causados por osteomielites e pós traumas oriundos de fraturas e osteoporose. *13

Como tratar a hipercifose?

Geralmente, a curvatura acentuada na coluna do indivíduo não é percebida por ele, mas por seus familiares, colegas de trabalho e amigos, podendo ser confirmada por meio de diagnóstico baseado em radiografias. Dependendo da origem da deformação, o tratamento pode variar de exercícios fisioterápicos, uso de colchões mais firmes, coletes ortopédicos e palmilhas posturais. Também podem ser indicadas sessões de Reeducação Postural Global (RPG), método baseado na manipulação de vértebras e membros. * 13

O que é cervicalgia?

Cervicalgia nada mais é do que a dor na coluna cervical, situada na região atrás do pescoço e com chances de se irradiar para os braços. Gera sensação de dor de cabeça, tonteira, zumbido no ouvido, náuseas, entre outras, seja aguda ou crônica. As causas são variadas, como hérnia de disco, artrose, contratura muscular etc, atingindo adolescentes, adultos e idosos. *14 Haim Maleh, reumatologista, fisiatra e professor de Reumatologia da UFRJ.

Como são realizados os tratamentos nessas regiões da coluna?

Atualmente, preconiza-se o emprego de técnicas minimamente invasivas para o tratamento das dores relacionadas à degeneração da coluna vertebral. Naturalmente, o tratamento dependerá da causa específica da dor do paciente. É muito importante ressaltar que as alterações observadas na ressonância do paciente não têm o poder de apontar a causa da dor. Ou seja, a ressonância mostra a alteração mas não consegue nos dizer se aquela alteração causa dor ou não. Para isso, hoje temos os bloqueios diagnósticos que consistem na infiltração de pequenas quantidades de anestésico, sempre guiados por exame de imagem (como raio-X ou ultrassom), na estrutura que suspeitamos ser a causa da dor. Se o paciente obtiver melhora com o procedimento, temos certeza de que aquela estrutura era causa da dor. * 12

Como costuma ser o prognóstico de doenças cervicais e dorsais?

O prognóstico das doenças da coluna vertebral depende diretamente da causa. Porém, de modo geral, essas doenças possuem um bom prognóstico. Dores causadas por alterações posturais, hérnias e contraturas musculares respondem bem ao tratamento conservador. Quando a causa é de origem tumoral ou infecciosa, pode-se ter um prognóstico mais reservado, porém cada caso deve ser sempre avaliado individualmente, para que se possa determinar o prognóstico. * 14

A dor nas costas, pode indicar problemas que não estão ligados à coluna?

Quando se fala em dor nas costas não estamos falando de um diagnóstico, mas de um sintoma. Sendo assim, várias doenças podem resultar no sintoma de "dor nas costas". Algumas delas não estão ligadas, necessariamente, à coluna. Doenças da região pélvica, como prostatite, endometriose ou doença inflamatória pélvica, podem se manifestar por meio de dores nas costas. Doenças renais, provenientes de cálculo renal, infecção renal ou nefrite, também podem gerar este sintoma. Além disso, doenças gastrointestinais, como pancreatite, problemas de vesícula biliar e, até mesmo, uma úlcera perfurada, podem se manifestar em dores nas costas. Por fim, problemas do sistema circulatório, como aneurisma ou rupturas da artéria aorta também podem levar a dores importantes nas costas. * 15 Daniel Camargo Pimentel, fisiatra intervencionista do Spine Center do Hospital do Coração (HCor).

A pisada influencia no aparecimento de dores nas costas?

A forma errada de pisar pode resultar em transtornos músculo ligamentares nas articulações dos tornozelos, joelhos, quadris e coluna. Muitas vezes, pisa-se errado por deformidades estruturais de outras articulações além daquelas dos tornozelos e pés, como joelhos e desvios posturais. A avaliação da marcha ou baropodometria é um exame que avalia os pontos de pressão do pé ao realizar a pisada. É indicado para atletas, praticantes de corrida, pacientes com dor nos pés, na fascite plantar, com deformidades nos pés, alterações posturais, diabetes e artrite reumatoide. O exame permite identificar a alteração da marcha, possibilitando a correção da pisada com uso de palmilhas específicas e individualizadas para o determinado problema. * 14

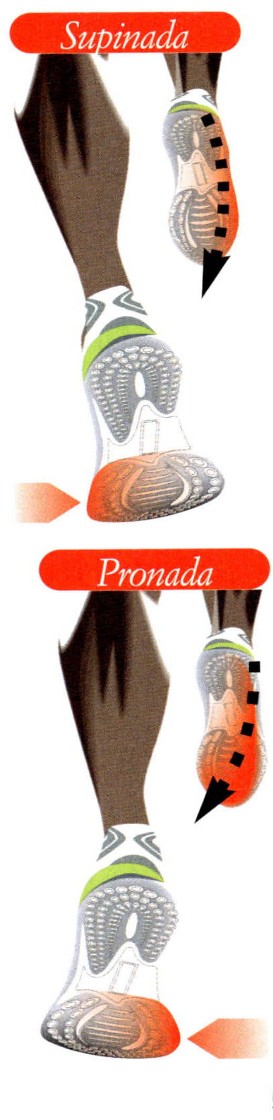

Por que é importante consultar o médico mesmo quando as dores são leves?

A imensa maioria das dores nas costas tende a melhorar espontaneamente em poucos dias, com repouso relativo e medicamentos simples, como analgésicos. Mas, quando a pessoa passa a ter uma dor que, mesmo de pequena intensidade, demora a passar ou se apresenta em episódios repetidos, é interessante que se procure um especialista para realizar uma investigação clínica e instaurar o melhor tratamento ou plano de prevenção.* 15

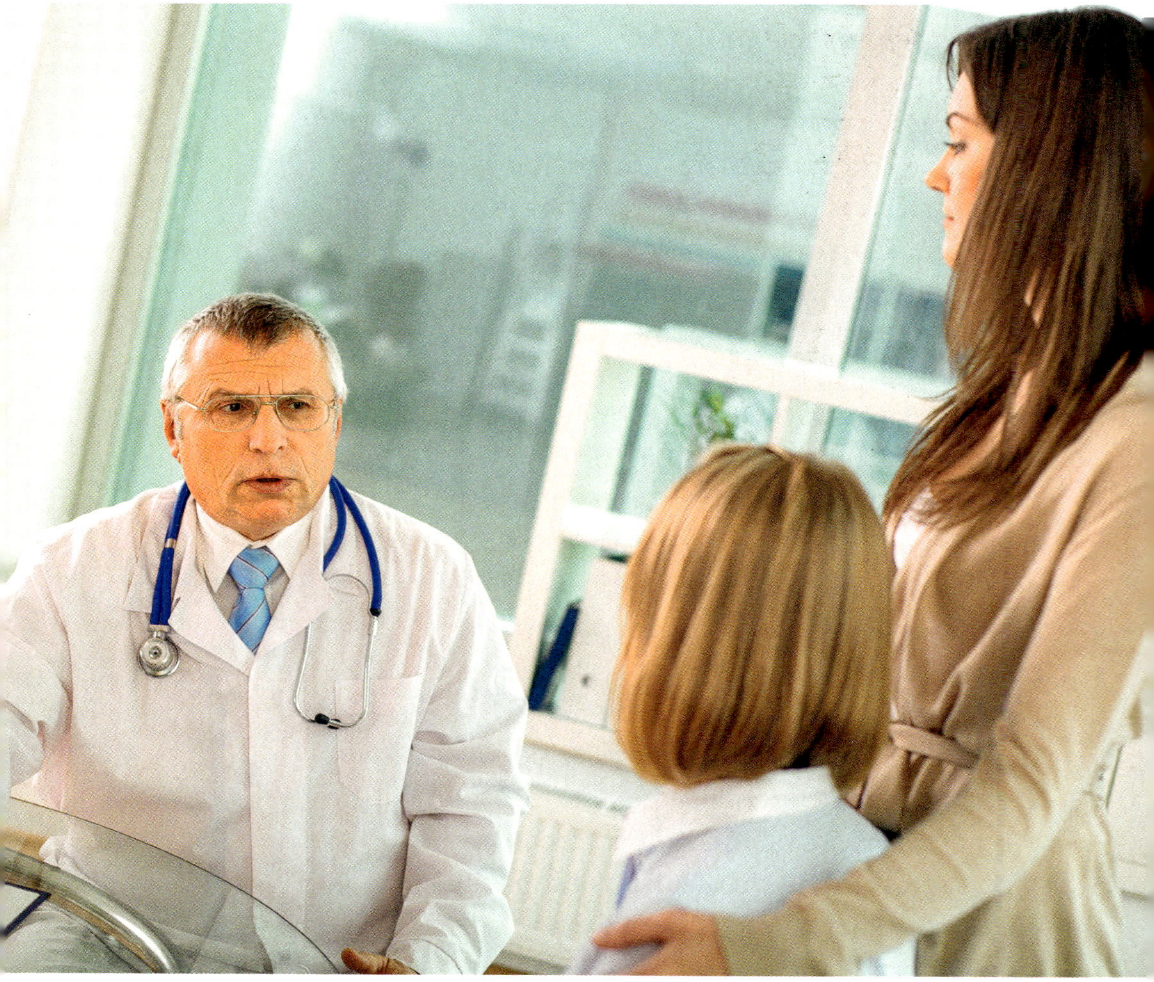

Por que a dor nas costas, associada à febre, perda de peso e dores noturnas, deve ser investigada?

Porque esses são sintomas de infecção e de doenças tumorais, ambas mais sérias e de difícil tratamento. São exemplos de doenças infecciosas que dão dores nas costas a espondilodiscite piogênica, tuberculose, brucelose, salmonelose e síndrome de Grizel. E, doenças tumorais, o neurinoma, hemangioma, meningeoma, epindimoma, osteoma osteóide, osteoblastoma, doença de Paget (consideradas benignas) e mieloma múltiplo, leucemia, linfoma e carcinomas metastáticos de mama, próstata, pulmão, rim, tireoide e trato digestivo (consideradas malignas). * 16 Ana Paula Simões, professora instrutora e mestre em Ortopedia e Traumatologia pela Santa Casa de São Paulo.

O uso de analgésicos pode mascarar a presença de problemas vertebrais e levar à cronificação?

A dor é um sinal do nosso corpo de que algo não está bem. O abuso de analgésicos pode fazer com que ignoremos este "alarme". Essa dor pode representar um problema nos ossos da coluna (vértebras), nos discos, nos nervos, nas articulações ou mesmo problemas de outras partes do corpo não ligadas à coluna. É muito importante o reconhecimento da causa da dor para saber com o que se está lidando e iniciar o tratamento o quanto antes. Se "for levando" com analgésicos, uma dor que hoje pode representar uma sobrecarga discreta num determinado disco da coluna, por exemplo, amanhã pode se tornar uma hérnia de disco. Em outras palavras, é mais fácil de tratar de uma doença em seu estágio inicial do que quando ela se cronifica, representando um dano maior. * 15

Em casos de lesão muscular, como aliviar a lombalgia?

Um repouso relativo pode aliviar a dor. Repouso relativo não quer dizer ficar na cama, mas sim "pegar leve" por alguns dias (evitar carregar peso, fazer movimentação repetitiva ou permanecer muito tempo na mesma posição). Analgésicos simples podem ser tomados com critério e alongamentos suaves também podem ser realizados. Se a dor muscular vem de um evento agudo, como uma pancada ou um mal jeito, a aplicação de gelo local pode ajudar. Se a tensão muscular provoca uma sensação de peso no local, uma compressa quente pode ser mais indicada para o alívio dos sintomas. * 15

Que especialistas devem ser procurados no tratamento das dores nas costas?

As lombalgias ou dores nas costas são, em 95% das vezes, causadas por problemas decorrentes da evolução da coluna vertebral, degeneração dos discos ou articulações e perda de estabilidade, associadas a fatores de risco, como posturas viciosas e sobrecarga. Em outros casos, podem ter uma origem mais

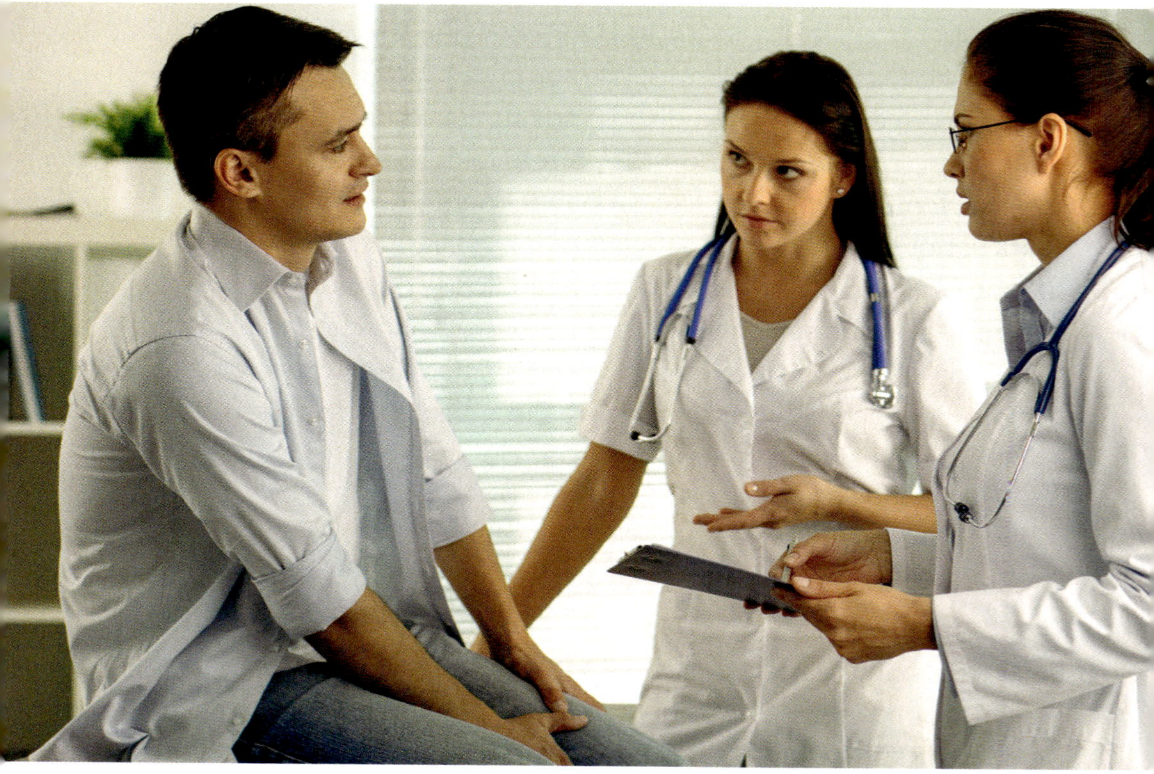

grave e devem ser diagnosticadas logo, principalmente quando existem sinais de gravidade que aparecem junto com a dor, como história de queda ou trauma recente, emagrecimento nos últimos meses, febre, perda de força nas pernas e dor noturna.

Nas lombalgias agudas, quando a dor já perdura por até três semanas, deve-se procurar um médico clínico. Ele fará o diagnóstico, constatará se é um problema só da coluna, como uma hérnia de disco ou uma artrose facetária (que são os mais frequentes), ou se trata-se de uma causa mais grave, como fraturas vertebrais, pedra ou infeção nos rins, infecção na coluna, implantes de tumores de outros órgãos na coluna, tumor de pâncreas e aneurisma de aorta. Em casos de lombalgias crônicas e persistentes, que não se curam em dois ou três meses, e quando já se excluiu uma causa secundária, é necessário procurar um especialista médico da área de neurologia ou ortopedia ou, ainda, um centro de dor para se fazer um tratamento multidisciplinar integrado, que envolva medidas de bloqueio da dor e reabilitação intensiva da coluna (com uma equipe de saúde formada por médicos especializados em dor, fisioterapeutas, psicólogos entre outros profissionais de saúde). Este último costuma ser o melhor tratamento, pois a persistência da dor geralmente é multifatorial e precisa do trabalho de uma equipe para ser solucionado. * 17

José Ribamar Moreno, reumatologista e diretor médico do Centro de Tratamento Intensivo da Dor (CTIDor).

Quais medidas devem ser tomadas para prevenir as principais dores nas costas?

O principal meio de prevenir a lombalgia é fazer um exercício aeróbico regular de baixo impacto. Os melhores são caminhada em terreno plano sem acidentes (5 a 6 km/h) ou esteira (5 a 6 km/h), natação (nado contínuo) em dias alternados, com duração de 25 a 40 minutos, associada a exercícios regulares leves de flexibilidade, força, resistência e equilíbrio, de três a cinco vezes por semana, sem ou com pouca carga (5 a 10% do peso corporal). Para quem é sedentário, é preciso começar com um exercício leve. Após três meses, pode-se aumentar gradativamente a intensidade, de preferência seguindo orientação de profissional da área de saúde. Outras medidas importantes são fazer uma dieta saudável rica em fibras de alimentos crus (saladas e frutas), aumentar a ingestão de líquidos (3 a 4 litros/dia) para manter uma hidratação alta, cuidar do sono para descansar bem o corpo e reduzir e gerenciar o estresse. Por outro lado, é necessário tomar todas as providências e medidas preventivas para evitar posturas viciosas, choques, torções e impactos.* 17

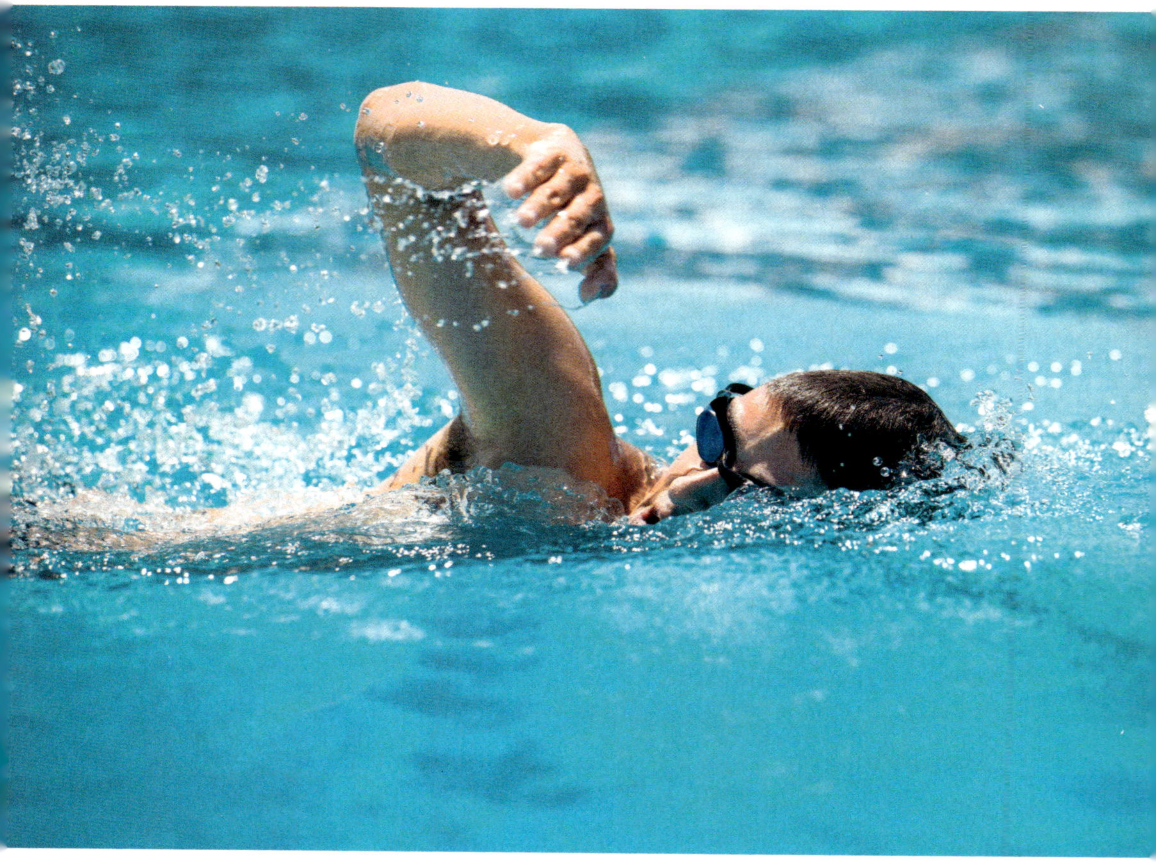

É necessário fazer alongamentos?

A melhor forma de iniciar o exercício é de forma lenta, com caminhadas, e fazer os alongamentos depois de já aquecido, quando os tendões, articulações e coluna já estiverem bem oxigenados. Fazer exercício sem carga é sempre melhor do que não fazer nada, porém, o ideal é que se combine exercício de alongamento com exercício aeróbico de baixo impacto, regular, como uma boa forma de prevenção da dor na coluna. * 17

É possível fazer alongamentos em casa?

Sim. Entretanto, é preciso uma orientação direta do fisioterapeuta ou profissional de educação física para adaptar o ambiente da casa, por ser diferente dos ambientes projetados para exercícios, como academias e clínicas de reabilitação. * 17

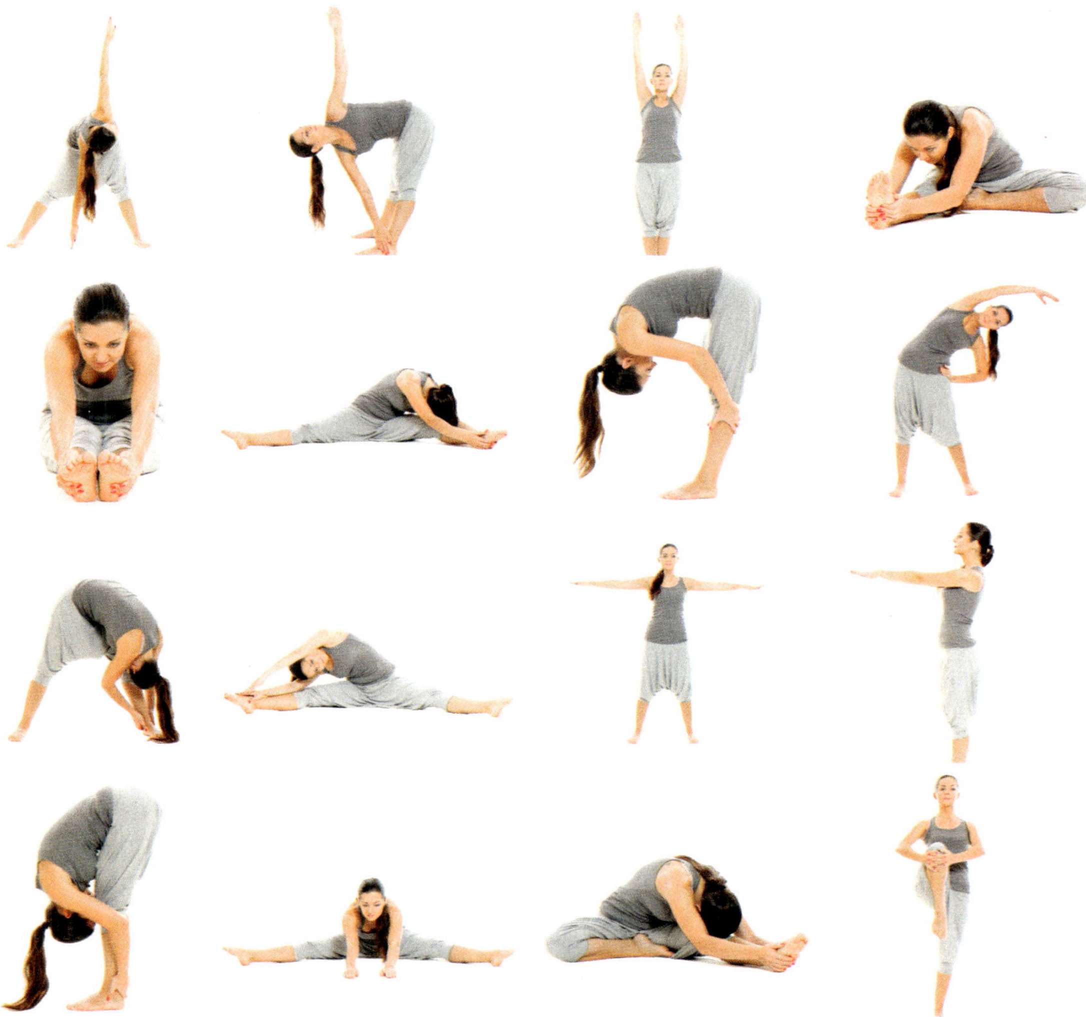

Como deve ser a postura durante o sono?

Deve-se procurar preparar o ambiente, que deve ser o mais confortável possível, sem barulho e sem luminosidade, no horário entre 22 h e 7 h, devido à fisiologia do sono. Sobre a postura, procure deitar de lado em colchão confortável com travesseiro que evite curvar ou deixar o pescoço pendente. O apoio dos braços e travesseiro entre as pernas garantem a estabilização da posição de lado durante o sono. * 17

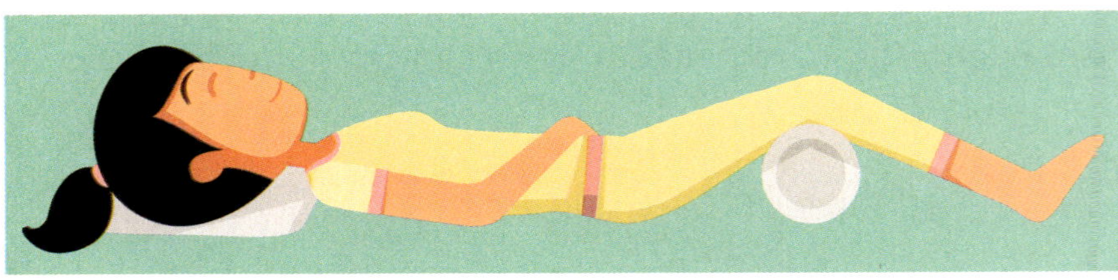

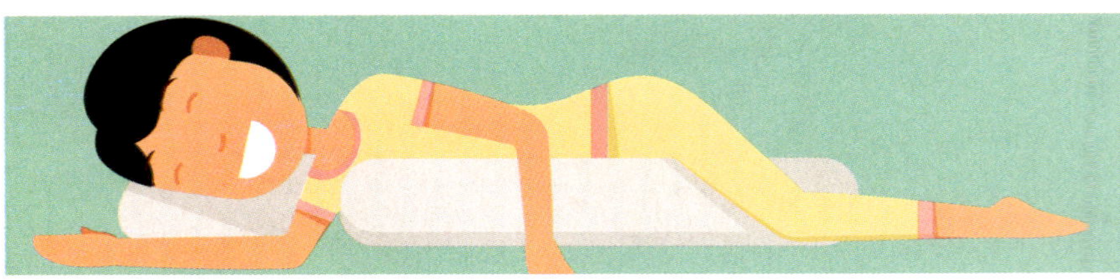

Como escolher o colchão ideal?

O colchão deve ser o mais confortável possível, sem ser mole. Evite os colchões duros. É importante testar antes de comprar, para que se sinta este conforto, pois é uma percepção muito individual, embora existam regras baseadas no peso e altura que ajudam na indicação. * 17

Dê dicas de ergonomia no trabalho para a prevenção de lombalgias.

Não permaneça muito tempo sentado, procure ficar de pé e fazer alongamento a cada hora, evite posições viciosas que invertam as curvas normais da coluna ou que a sobrecarreguem, principalmente para frente e voltado para objetos mais baixos que o nível da cabeça, pratique exercícios sem carga e diminua os níveis de estresse. * 17

Como deve ser a postura frente ao computador?

A coluna deve estar reta com a visão na linha horizontal, sem fletir a cabeça para frente, com braços e pernas apoiadas. * 17

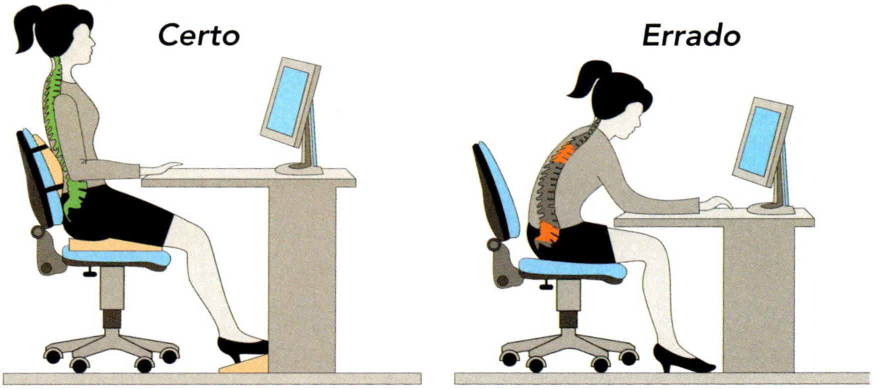

A postura ideal é aquela na qual senta-se sobre os ísquios, mantendo a coluna vertebras ereta, a visão horizontal e os pés e os braços apoiados em ângulo reto (90°)

Quais são as melhores mochilas para crianças?

Prefira mochilas com rodinhas, para evitar o carregamento de peso nas costas. Na impossibilidade, recomenda-se mochilas com alças, usando uma em cada braço e regulando a altura de acordo com o indivíduo. * 18 Giuliano Martins, fisioterapeuta e especialista em terapia manual e tratamento de coluna.

Como usar calçados e bolsas para prevenir as dores nas costas?

Evite usar salto alto diariamente. Na impossibilidade, tente fazer alongamentos da musculatura posterior dos membros inferiores regularmente e pratique alguma atividade fisica. Recomenda-se alternar o lado de carregar a bolsa e evitar carregar cargas superiores a 5 kg. * 17

Que exercício deve ser evitado e qual deve ser priorizado?

Deve-se evitar o levantamento de peso com barras e priorizar exercícios que fortaleçam a coluna e o abdômen. * 18

Musculação ajuda a fortalecer a lombar e evitar dores nas costas?

Na musculação não há exercícios específicos para a lombar. Orienta-se que o paciente faça exercícios de estabilização vertebral (chamados de exercícios de prancha), nos quais o objetivo é fortalecer não só a lombar, mas toda a região do core. * 18

Como o pilates pode ajudar a evitar dores nas costas?

O pilates ou qualquer método de cinesioterapia (exercícios de reabilitação física), que tenha como objetivo melhorar a participação dos músculos estabilizadores da coluna vertebral, trazem respostas mais positivas a pequeno e médio prazo quando comparados com a aplicação e supervisão dos exercícios que não se preocupam em atingir este grupo de músculos. Portanto, o que importa é atingir, verdadeiramente, este grupo de músculos durante qualquer um dos exercícios, independentemente do método proposto, e essa aprendizagem deve ser incorporada ao conjunto dos movimentos diários da pessoa. * 19

Heráclito Gurgel, fisioterapeuta do Centro de Tratamento Intensivo da Dor (CTIDor).

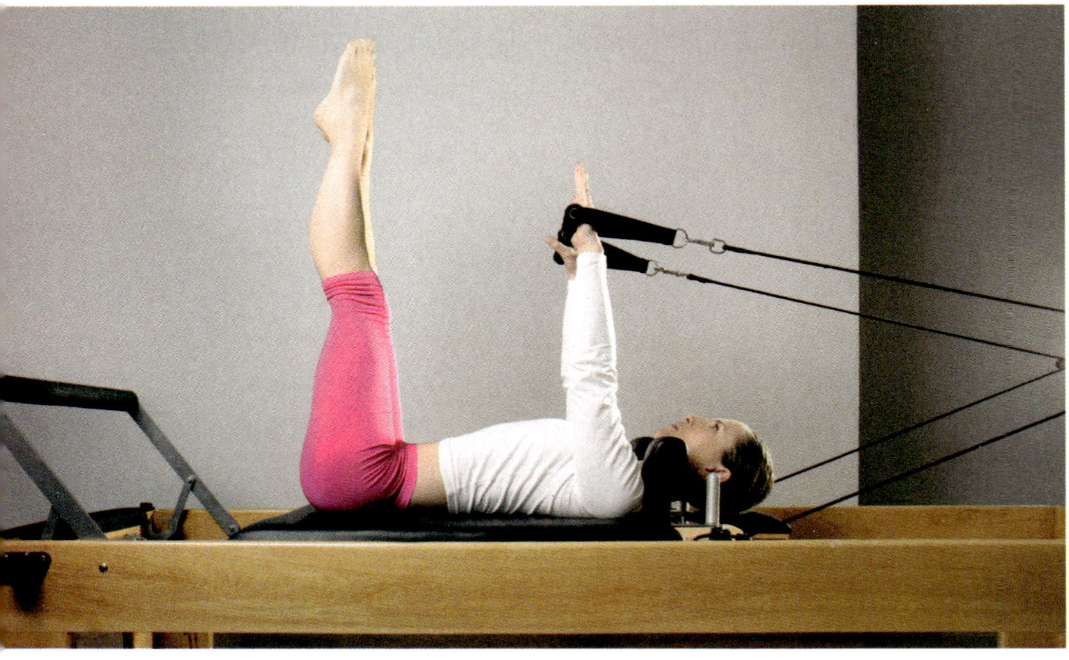

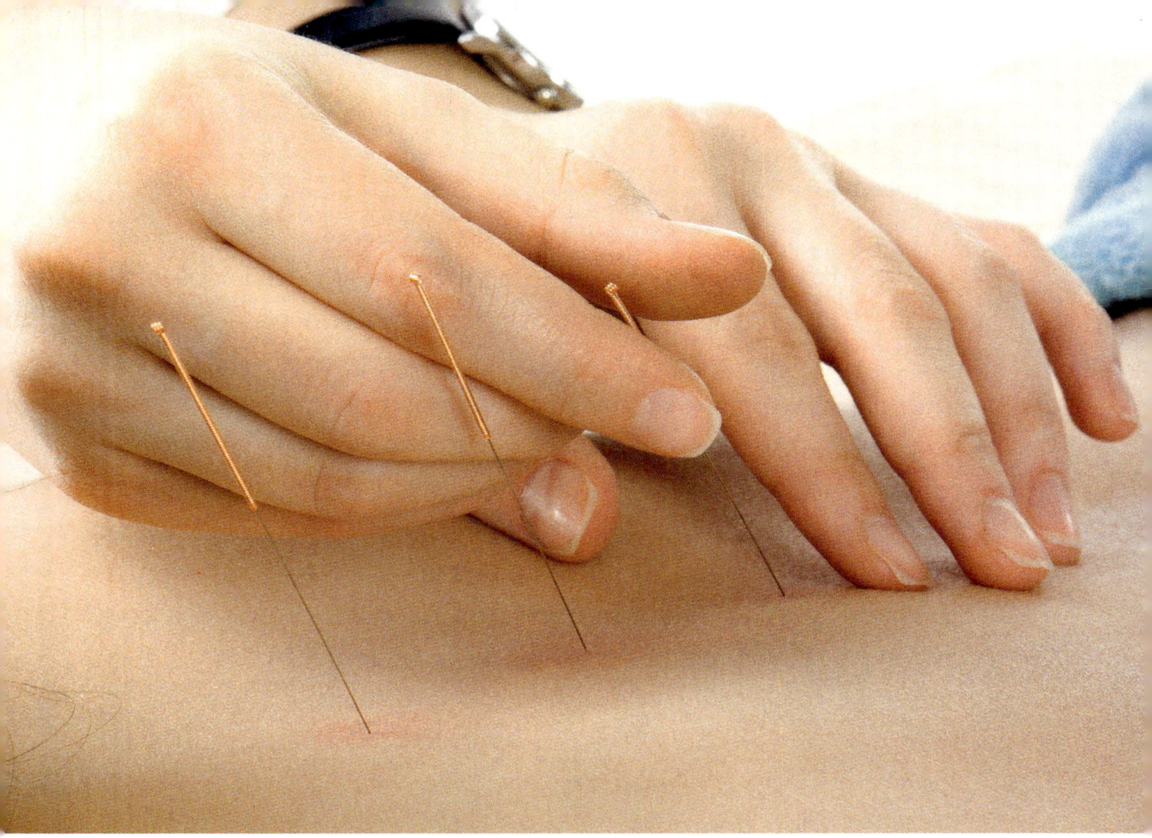

Como a acupuntura pode aliviar as dores nas costas?

A acupuntura é uma ótima estratégia para neuromodular a dor. Isso significa a redução da tensão muscular, da ansiedade vinculada à dor e da sensibilidade da irritação nervosa. Também são diminuídas as respostas orgânicas propagadas pelo estresse da lesão ativa (sobre o disco, facetas ou corpo vertebral – em menor prevalência), pela dor na ausência de lesão ativa das estruturas ósseas e cartilagíneas da coluna vertebral ou qualquer outro tecido das costas (muscular ou ligamentar) relacionado ao aumento da sensibilidade destas estruturas (na maior parte das vezes, por estresse mecânico).

A acupuntura, segundo os estudos, produz conforto por diminuir a percepção da dor. Isso significa diminuir as repostas orgânicas típicas ao estresse da presença de uma lesão real e aguda, como a presença de disfunções produtoras de dor, entre outras vantagens. Porém, a acupuntura deve ser observada como tratamento complementar, e não único, quando existem evidências clínicas suficientes que demonstrem lesões ativas de qualquer tecido da coluna vertebral. * 19

Como o RPG pode ajudar os pacientes?

O RPG, Reeducação Postural Global, é um método de aplicação de exercícios supervisionado e particularizado para atingir o eventual controle da dor, para melhorar as relações posturais e funcionais entre os vários segmentos corporais (membros, tronco e cabeça), ampliando as performances da pessoa em seus ambientes físicos de ação. Naturalmente, como qualquer método ou estratégia de cinesioterapia, poderá ter respostas positivas se houver meio propício para isso (ausência doenças orgânicas ou mentais que interfiram na aprendizagem e condicionamentos propostos por esses exercícios). * 19

Que outros exercícios podem ser indicados no fortalecimento da musculatura lombar?

Os estudos demonstram que, para fortalecer um músculo lombar, necessita-se que o treinamento chegue ao alvo concretamente. Fazemos muitos movimentos que envolvem o setor lombar, porém o exercício não chega aos músculos estabilizadores (músculos abdominal, transverso e multífidos, estes últimos os mais íntimos da coluna), envolvendo, na parte das vezes, músculos de camadas mais superficiais e não estabilizadores da coluna. Então, não é executando os movimentos clássicos de um exercício abdominal que produziremos a ação dos músculos alvo. É necessário aprender a usar esses músculos estabilizadores e "levar" esse aprendizado para o conjunto das ações físicas do cotidiano (andar, sentar, levantar etc) e para as atividades físicas de preferência da pessoa (nadar, caminhar, correr, praticar ioga, pilates, academia, dançar etc). O que importa, então, é aprender a usar estes músculos profundos, estabilizadores da coluna vertebral (tanto para a lombar, quanto para a coluna cervical), para ter um melhor desempenho com o menor consumo orgânico, menor fadiga e menor possibilidade de dor ou lesão. Para tanto, as estratégias de educação são diversas, porém dependem da formação e experiência dos instrutores e também do uso de instrumentos que demonstrem o sucesso da evolução. * 19

A massoterapia é indicada para dor nas costas?

Sim, especialmente quando já foi avaliada a gravidade da lombalgia. Esta avaliação pode ser realizada por um fisioterapeuta e/ou médico credenciado e preparado. A maior parte das lombalgias não está relacionada à doenças ativas e graves da coluna, por isso, é importante a avaliação profissional. As lombalgias mais comuns envolvem o aumento da tensão muscular da região e esta circunstância pode ser tratada através de terapia manual (manipulações vertebrais, musculares ou dos tecidos superficiais). Ela produzirá conforto suficiente para que a pessoa reestabeleça seus movimentos "naturais". Além disso, a massoterapia pode servir como prevenção e afastamento de novas crises, especialmente se somada a condicionamento físico global e qualificação dos músculos estabilizadores da coluna. * 19

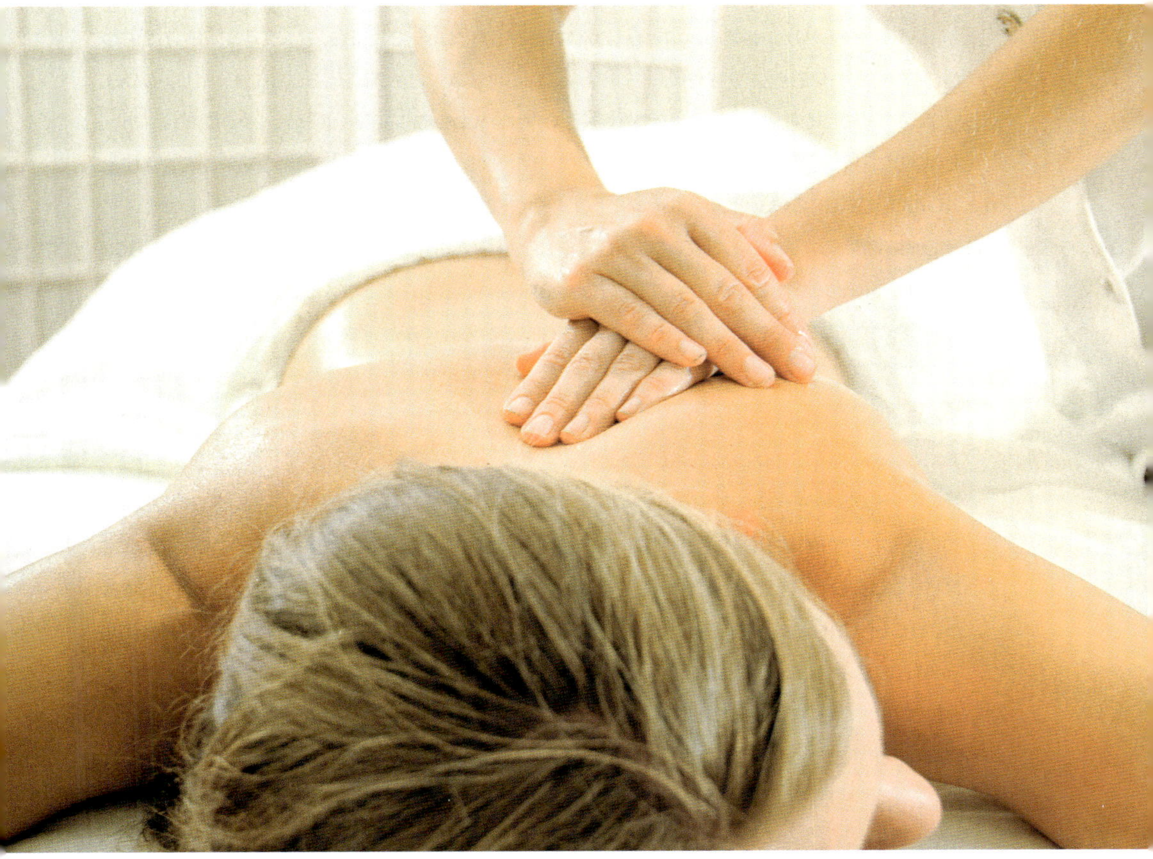

O que é o método Busquet e como ele pode ajudar no tratamento das lombalgias?

O método Busquet também deriva de um estudo do comportamento das estruturas relacionadas ao movimento. Trata as incongruências e derivações das posições articulares e das alterações funcionais neuromusculares, como a maior parte dos métodos cinesioterápicos. Porém, como qualquer método, este deve ser usado quando as necessidades do paciente são compatíveis com os objetivos da técnica. A existência da lombalgia, por si mesma, não determina um método terapêutico ou fisioterapêutico para assistência, mas sim a avaliação pormenorizada e aprofundada, inicialmente eliminando as bandeiras vermelhas (tumores, doenças sistêmicas graves, doenças degenerativas ativas e aguda da coluna etc). Depois, devem ser eliminadas as bandeiras amarelas (aspectos relacionadas à falta de resiliência social e ambiental que produzem estresses mental e físico, doenças psiquiátricas etc). Quando identificadas disfunções físicas relacionados à falta de condicionamento físico geral e específico (falta de treinamento de estruturas incompetentes às solicitações cotidianos da pessoa), o papel da reabilitação é promover a amortização da dor e restabelecimento da qualidade de vida da maior parte dos envolvidos com dores lombares, especialmente nos casos crônicos ou recorrentes. * 19

O que é o método Rolfing e como ele pode ajudar no tratamento das lombalgias?

O Rolfing é um método de terapia manual e exercícios propostos, que objetiva a educação corporal global a partir da mobilização metódica das estruturas que constituem a tensegridadecorporal. Simplificando, existe uma relação tensional entre os tecidos corporais que aumenta ou diminui sua eficiência. O método sugere, através de manipulações e orientações, o restabelecimento da melhor tensegridade possível, trazendo vantagens como controle de dores e otimização das performances físicas. Por isso, se constituiu como método possível e complementar ao tratamento das dores da coluna. Porém, como toda e qualquer estratégia médica e/ou fisioterápica, depende de avaliação criteriosa, profissional, ética e dissociada de apelo popular para ser indicada como tratamento. Todo método é bem-vindo quando encontra a melhor indicação para sua ação. * 19

Como o deslizamento nas faces musculares pode ajudar na melhora da dor nas costas?

As fáscias são constituidoras do nosso esqueleto fibroso (colágeno, elastina, glicosamianoglicanos etc), que produz comunicação entre as estruturas orgânicas, incluindo o sistema locomotor. Relaciona-se à postura e ao movimento, facilitando-o, controlando-o ou o restringindo-o. Fáscias estão dispostas em camadas desde a pele até os órgãos e estruturas mais profundas, além de revestir os músculos, daí a expressão miofascial (mio de músculo e fascial de tecido fibroso). As fáscias musculares podem restringir a mobilidade do músculo, aumentando sua tensão interna e comprometendo suas funções de suporte e de otimização do movimento. O encontro de retrações miofasciais em lombalgias sugerem terapias manuais para "liberação" destas restrições e resistências, aumentando a liberdade do movimento. Os melhores resultados do tratamento das lombalgias estão relacionados ao diagnóstico das disfunções físicas ou de eventuais doenças degenerativas da coluna e à escolha de tratamento médico e fisioterápico adequados. Exercícios ativos e o encorajamento a manter a mobilidade física e/ou início de atividades físicas terapêuticas e gerais (exercícios aeróbios e condicionamento muscular) constituem os melhores tratamentos. * 19

O que é a proloterapia e como pode ajudar no tratamento da dor nas costas?

Proloterapia vem do inglês "*proliferative therapy*", que significa terapia proliferativa. É uma técnica relativamente antiga, com pouco mais de 60 anos de idade. A proloterapia baseia-se no fato de que alguns tecidos, especialmente tendões e ligamentos, promovem uma cicatrização com certa proliferação tecidual quando são submetidos a infiltrações de substâncias irritantes, como, por exemplo, fenol e glucose hipertônica. A proloterapia é indicada em qualquer estado doloroso cuja causa seja atribuída a problemas relacionados aos tendões ou ligamentos. Alguns casos de lombalgias são causados por distúrbios nos ligamentos. Exemplos incluem o ligamento iliolombar (que vai das duas últimas vértebras lombares até o osso da bacia) e os ligamentos interespinhosos (ligamentos entre duas vértebras). Nesses casos, a proloterapia pode ter papel fundamental. *12

O que é a terapia celular?

As terapias celulares têm sido alvo de inúmeros estudos atualmente. Consistem no emprego de células autólogas (do próprio organismo) na tentativa de promover a regeneração tecidual. Exemplos de terapias celulares incluem a infiltração de plasma rico em plaquetas e células-tronco derivadas da medula óssea ou gordura abdominal. * 12

Quais são os principais avanços em cirurgias de coluna?

Com relação às cirurgias da coluna propriamente ditas, acredito que a maior evolução tenha sido a cirurgia endoscópica. Esse tipo de cirurgia se faz com incisões pequenas nas quais o cirurgião opera guiado por uma câmera. O tempo de internação é reduzido e, às vezes, o paciente tem alta no mesmo dia. *12

Quais são os tipos de cirurgias minimamente invasivas para a coluna?

Esse é um termo amplo e relativo. Quando as cirurgias de vesícula eram realizadas através de grandes incisões, o uso da videolaparoscopia era considerado algo minimamente invasivo. Atualmente, em relação à coluna vertebral, são consideradas técnicas minimamente invasivas o emprego da radiofrequência, a vertebroplastia para correção de fraturas vertebrais, as cirurgias endoscópicas, entre outras técnicas. A radiofrequência consiste na emissão de uma corrente elétrica em nervos responsáveis pela dor na tentativa de inativá-los ou diminuir os impulsos nervosos que carregam informações de dor. A vertebroplastia, por sua vez, implica na injeção de uma substância especial através de uma agulha própria dentro da vértebra fraturada, na tentativa de restaurar a forma da vértebra e diminuir a dor. As cirurgias endoscópicas são realizadas através de incisões mínimas, auxiliada por uma câmera de pequeno diâmetro. Com essa técnica é possível retirar alguns tipos de hérnia de disco, por exemplo. *12

O que há de novo na reabilitação da coluna vertebral?

Na minha opinião, o que há de mais novo é a fisioterapia direcionada por subgrupos. Nesse sistema, o paciente é classificado durante uma avaliação minuciosa, com relação aos movimentos que melhor se adéquem ao seu estado doloroso. É uma avaliação extremamente eficaz e personalizada. * 12

Manter uma dieta balanceada e, consequentemente, evitar o sobrepeso, são medidas que ajudam a prevenir doenças na coluna?

Sem dúvidas. Uma alimentação com muitos carboidratos, açúcares, produtos refinados e com alto teor de gorduras saturadas e trans gera excesso de peso – que traz sobrecargas para a coluna vertebral, assim como para todo o organismo. Para prevenir-se contra esses problemas é preciso manter uma alimentação na qual haja equilíbrio dos micro e macronutrientes. No caso da saúde óssea, por exemplo, sabe-se que é importante prevenir a osteoporose através da ingestão adequada de alimentos ricos em cálcio, magnésio e vitamina D – a qual potencializa a fixação de cálcio pelos ossos e pode ser obtida através da exposição solar e ingestão de alimentos como bacalhau e gema de ovo. Além de atentar-se para a saúde dos ossos, para prevenir problemas nas costas também é importante garantir a saúde muscular através da ingestão adequada de proteínas. * 20 Elaine de Pádua, nutricionista da clínica DNA Nutri.

Como deve ser a alimentação ideal?

Uma alimentação adequada precisa ser equilibrada entre alimentos de três grupos: energéticos, reguladores e construtores. O primeiro é constituído pelos carboidratos, sendo importante a boa escolha das fontes desse nutriente. Para isso, é preciso evitar alimentos refinados, com elevados índices glicêmicos, dando preferência a cereais integrais e ricos em fibras, como os tubérculos. No grupo dos alimentos reguladores, destacam-se as vitaminas e minerais, micronutrientes essenciais na liberação de substâncias como a endorfina e a serotonina. Para manter esses nutrientes em equilíbrio é importante o consumo adequado de frutas, hortaliças, legumes e grãos. Já os alimentos construtores, responsáveis por permitir a produção de enzimas no organismo, promovendo a reparação do corpo, são aqueles fontes de proteínas, como carnes, peixes e ovos. Além disso, as proteínas são importantes no transporte de vitaminas até os órgãos. No entanto, é importante optar pela de melhor qualidade, dando preferência a fontes com menor teor de gordura, como carnes magras e leites desnatados, prevenindo o excesso de peso. * 20

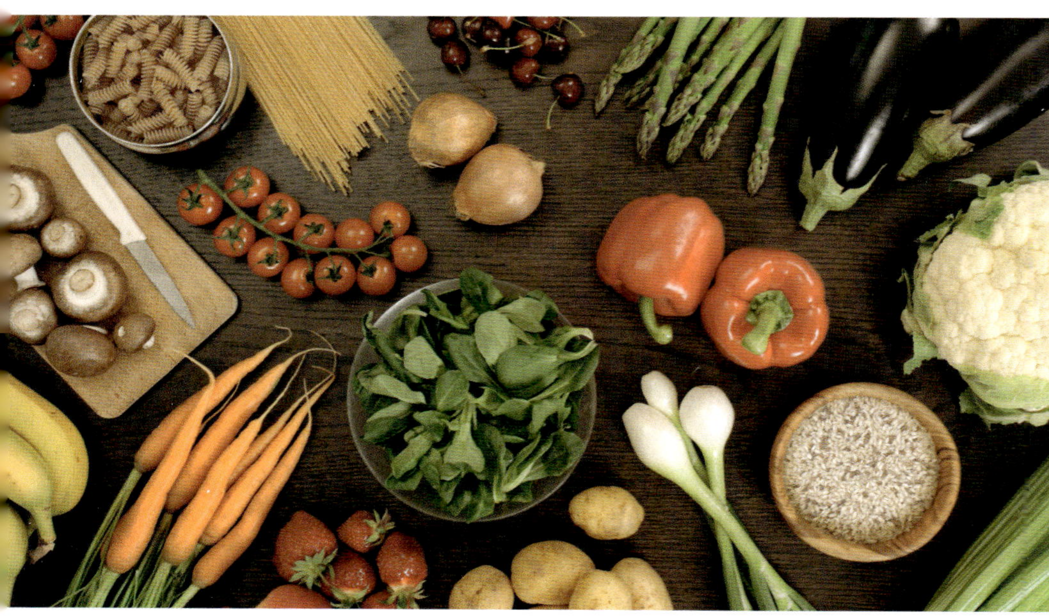

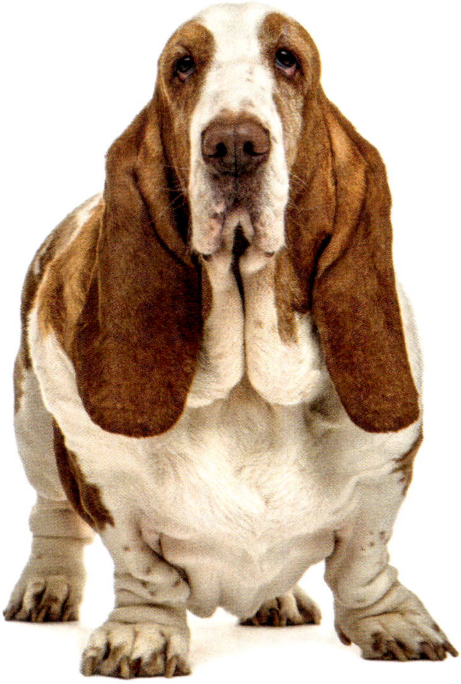

Cachorros e gatos também podem ter bico de papagaio e outros problemas na coluna?

Cães e gatos podem ter vários problemas na coluna, entre eles bico de papagaio, hérnia de disco, fraturas e luxações. Nos casos do bico de papagaio e da hérnia de disco, os principais fatores predisponentes são a obesidade e o excesso de atividades físicas de muito impacto. Traumas, quedas e atropelamentos também podem levar a fraturas e luxações na coluna. * 21 Gustavo Augusto Keusch Albano Nogueira, médico veterinário do Hospital Veterinário Sena Madureira.

No caso de animais, como prevenir dores nas costas?

O controle do peso do animal é o principal fator para prevenção dos problemas na coluna. Em raças mais predispostas a esses problemas, como as de corpo longo e patas curtas (Daschund, por exemplo), devem ser tomados cuidados com atividades que geram impacto na coluna, como subir e descer escadas, sofás, camas etc. * 21

No caso de animais, como tratar dores nas costas?

Dependendo da gravidade e severidade da doença, o tratamento pode ir desde uso de medicações anti-inflamatórias e analgésicas até cirurgias complexas. Dentro do tratamento clínico, a prioridade é controle do peso e de atividades de impacto. Podem ser usadas com excelentes resultados as terapias complementares, como acupuntura e fisioterapia. * 21

Profissionais consultados

5 Adriano Scaff – CRM 93656

Formado em Neurocirurgia pelo Hospital das Clínicas da Faculdade de Medicina de Ribeirão Preto – Universidade de São Paulo (HCFMRP/USP), concentra seus trabalhos nos tratamentos de coluna e dor. É mestre em Cirurgia pelo Departamento de Cirurgia da mesma instituição e fellowship em Cirurgia Minimamente Invasiva da Coluna Vertebral na University of Florida, na Flórida, Estados Unidos. É *fellowship* em Dor pelo Hospital Maasland, em Sittard, na Holanda. Atua como docente da pós-graduação em Dor do Hospital Israelita Albert Einstein e diretor e secretário do Comitê de Cirurgia Minimamente Invasiva da Sociedade Brasileira de Coluna (SBD). É diretor e secretário da Sociedade Brasileira de Médicos Intervencionistas em Dor (Sobramid) e membro do Centro de Tratamento Integrado da Dor em São Paulo.

4 Alexandre Fogaça Cristante – CRM 90738

Formado em Medicina pela Faculdade de Medicina da Universidade de São Paulo (FMUSP), com residência médica em Ortopedia e Traumatologia pelo Departamento de Ortopedia e Traumatologia da FMUSP. É docente da Faculdade de Medicina da Universidade de São Paulo e médico-assistente do Grupo de Deformidades da Coluna da Associação de Assistência à Criança Deficiente (AACD). Atua como chefe do Grupo de Coluna e Trauma Raquimedular do Instituto de Ortopedia e Traumatologia do HCFMUSP, professor livre-docente na FMUSP e cirurgião de coluna da Clínica Vertebrae, na capital paulista. É Membro Titular da Sociedade Brasileira de Ortopedia e Traumatologia (SBOT), da Sociedade Brasileira de Lesão Medular (SBLM), da North American Spine Society (NASS), em Washington, Estados Unidos, e da Diretoria da Sociedade Brasileira de Coluna (SBC).

***16 Ana Paula Simões – CRM 108667**

Mestre em Ortopedia e Traumatologia pela Santa Casa de São Paulo e membro titular da Sociedade Brasileira de Ortopedia e Traumatologia (SBOT). É especialista e diretora feminina da Associação Brasileira de Medicina e Cirurgia do Tornozelo e Pé (ABTpé) e médica assistente do grupo de traumatologia do esporte da Santa Casa de São Paulo. Membro e delegada regional do Comitê de Traumatologia Esportiva (ABTD) e membro internacional da Sociedade de Tornozelo e Pé (AOFAS). Atua como professora instrutora e mestre em Ortopedia e Traumatologia na Santa Casa de São Paulo.

***12 André Marques Mansano – CRM 126976**

Médico intervencionista em dor e coordenador do módulo de Dor da pós-graduação em Anestesiologia do Hospital Israelita Albert Einstein. É membro do Comitê de Educação do Instituto Mundial da Dor e *fellow* do Interventional Pain Practice – World Institute of Pain, com sede na Carolina do Norte, Estados Unidos.

***13 Artur da Fonseca – CRM 121683**

Formado em Medicina pelo Departamento de Medicina da Universidade de Taubaté (UNITAU), com residência em Ortopedia pela mesma instituição. É membro titular da Sociedade Brasileira de Ortopedia e Traumatologia (SBOT), médico plantonista e orientador da residência em Ortopedia do Hospital Municipal de São José dos Campos "José Florence de Carvalho". Também atua como médico do Instituto Genua, na capital paulista.

***11 Celio Roberto Gonçalves – CRM 20383**

Mestre e doutor em Reumatologia pela Faculdade de Medicina da Universidade de São Paulo(FMUSP). Atua como presidente da Comissão de Espondiloartrites da Sociedade Brasileira de Reumatologia (SBR) e médico-assistente doutor do Hospital das Clínicas da Faculdade de Medicina da Universidade de São Paulo (HCFMUSP), na disciplina de Reumatologia, e chefe da Unidade Ambulatorial de Espondiloartrite.

15 Daniel Camargo Pimentel – CRM 124917

Formado em Medicina pela Faculdade de Medicina da Universidade de São Paulo (FMUSP), com especialização em Medicina Física e Reabilitação pela mesma instituição. Possui doutorado pela FMUSP e pós-doutorado em Coluna e Procedimentos Minimamente Invasivos para Tratamento de Coluna pela Universidade de Harvard, Massachusetts, nos Estados Unidos. É professor responsável pela disciplina Tratamento da Dor e Coluna – Procedimentos Minimamente Invasivos da Coluna, ministrada aos alunos da FMUSP. É pesquisador e diretor responsável pelo Centro de Pesquisas do Spine Center do HCor – Hospital do Coração, onde atua como fisiatra intervencionista do Spine Center.

2 Douglas Kenji Narazaki – CRM 108238

Graduado em Medicina pela Faculdade de Medicina da Universidade de São Paulo (FMUSP). Fez residência médica em Ortopedia e Traumatologia no Instituto de Ortopedia e Traumatologia da mesma instituição e tem subespecialização em Cirurgia de Coluna Vertebral pelo Instituto de Ortopedia e Traumatologia da FMUSP, atuando, principalmente, nos seguintes temas: trauma raquimedular, tumores de coluna, fraturas de coluna, entre outros.

20 Elaine de Pádua – CRN 22094

Nutricionista mestre em Ciências da Saúde pela Universidade Federal de São Paulo (Unifesp) e pós-graduada em Nutrição nas Doenças Crônico-degenerativas pelo Instituto de Pesquisa e Ensino do Hospital Israelita Albert Einstein. Também possui pós-graduação em Nutrição Funcional pela Universidade Cruzeiro do Sul e especialização em Adolescência pela Unifesp. Atua como nutricionista da Clínica DNA Nutri, na capital paulista. Autora do livro *O que tem no prato do seu filho? – Um guia prático de nutrição para os pais*, da Editora Alles Trade.

18 Giuliano Martins – Crefito 46609-F

É fisioterapeuta, especialista em Terapia Manual e Tratamento de Coluna. Proprietário do Instituto de Tratamento de Coluna Vertebral e do Instituto Pilates, ambos com unidades em Ribeirão Preto, SP, e Curitiba, PR. É diretor regional da Associação Brasileira de Reabilitação de Coluna (ABRColuna).

21 Gustavo Augusto Keusch Albano Nogueira – CRMV 14664

Possui graduação em Medicina Veterinária pela Universidade de São Paulo (USP) e mestrado em Clínica Cirúrgica Veterinária pela mesma instituição. Tem experiência na área de Medicina Veterinária, com ênfase em Clínica Cirúrgica Animal, atuando principalmente nos seguintes temas: cão, cirurgia, experimental, sistema geniturinário e tórax. Atua como médico veterinário do Hospital Veterinário Sena Madureira, na capital paulista.

7 Gustavo Constantino de Campos – CRM 112058

Graduado em Medicina pela Faculdade de Medicina da Universidade de São Paulo (FMUSP) com residência em Ortopedia e Traumatologia e doutorado em Ciências pela mesma instituição. É coordenador do Programa de Tratamento Integral e Individualizado da Artrose do Instituto Wilson Mello, em Campinas, onde atua como médico do Departamento de Ortopedia da Universidade Estadual de Campinas (UNICAMP).

14 Haim Maleh – CRM 5277156-2

Possui graduação em Medicina pela Universidade Federal do Estado do Rio de Janeiro (Unirio) e título de especialista em Reumatologia e Fisiatria pela Associação Médica Brasileira (AMB), com mestrado em Medicina Interna pela Universidade Federal do Rio de Janeiro (UFRJ), com ênfase em Reumatologia. Atua no Centro de Reumatologia e Ortopedia de Botafogo (CREB), na capital carioca.

***19 Heráclito Fernando Gurgel Barboza – Crefito 16230-F**

Fisioterapeuta com título de atuação em Dor pela Sociedade Brasileira para o Estudo da Dor (SBED). É coordenador de reabilitação do Centro de Tratamento Intensivo Da Dor (CTIDor), no Rio de Janeiro, RJ, e presidente da Associação para o Estudo da Dor do Estado do Rio de Janeiro (ADERJ).

***17 José Ribamar Moreno – CRM 5249227-0**

Formado em Medicina pela Universidade Federal do Maranhão (UFMA), com mestrado em Reumatologia pela Universidade Federal do Rio de Janeiro (UFRJ). É médico reumatologista e anestesiologista especialista em Dor, com título de Atuação em Dor pela Associação Médica Brasileira (AMB). Atua como diretor médico do Centro de Tratamento Intensivo da dor (CTI-Dor), no Rio de Janeiro, RJ.

***10 Médicos da Comissão de Espondiloartrites**

Vários especialistas da Sociedade Brasileira de Reumatologia (SBR), de São Paulo, SP.

***1 Orlando Righesso Neto – CRM 17312**

Possui graduação em Medicina pela Pontifícia Universidade Católica do Rio Grande do Sul (PUC-RS), mestrado em Medicina, Ortopedia e Traumatologia pela Faculdade de Ciências Médicas da Santa Casa de São Paulo e doutorado em Ciências da Saúde pela mesma instituição. É ortopedista e membro titular da Sociedade Brasileira de Coluna (SBC).

***6 Pil Sun Choi – CRM 48071**

Formado em Medicina pela Universidade de São Paulo (USP), com residência em Ortopedia pelo Instituto de Ortopedia e Traumatologia da USP e mestrado em Ortopedia pela mesma instituição. É fundador e atual presidente da Associação Brasileira de Desenvolvimento de Cirurgia Minimamente Invasiva de Coluna (ABCMIC) e pioneiro na introdução e propagação das técnicas de Cirurgia de Coluna Minimamente Invasiva (CCMI) no Brasil. É presidente-fundador da Federação Mundial de

Cirurgia de Coluna Minimamente Invasiva, coordenador do grupo de Cirurgia de Coluna Minimamente Invasiva do Hospital São José da Beneficência Portuguesa de São Paulo. Também atua como Coordenador do Grupo de Cirurgia de Coluna Minimamente Invasiva do Hospital Abreu Sodré, atende na Clínica Pacaembu e no Hospital São José, em São Paulo, SP.

***9 Rodrigo Junqueira Nicolau – CRM 109368**

Médico especializado em Ortopedia e Traumatologia pela Faculdade de Medicina do ABC (FMABC), com *fellowship* em Cirurgia Minimamente Invasiva da Coluna Lombar pelo Wooridul Spine Hospital em Seul, na Coreia do Sul. Atualmente é médico ortopedista do programa locomotor do Hospital Israelita Albert Einstein, na capital paulista.

***3 Rogério Vidal de Lima – CRM 65290**

Médico ortopedista especialista em Coluna pelo Hospital das Clínicas da Faculdade de Medicina da Universidade de São Paulo (HCFMUSP). É membro da Sociedade Brasileira de Ortopedia e Traumatologia (SBOT) e da Sociedade Brasileira de Patologias da Coluna. Também é membro da International Affiliate Membership of American Academy of Orthopedic Surgeons (AAOS), com sede em Washington, Estados Unidos.

***8 Wilson Dratcu – CRM 44396**

É médico ortopedista, presidente da Sociedade Brasileira de Cirurgia Minimamente Invasiva da Coluna e vice-presidente da Associação Brasileira de Cirurgia Minimamente Invasiva da Coluna (ABCMIC). É membro titular da Sociedade Brasileira de Ortopedia e Traumatologia, membro efetivo da Sociedade Brasileira de Coluna (SBD) e membro titular da Sociedade Brasileira de Ortopedia Pediátrica (SBOP). É membro internacional da American Academy of Orthopaedic Surgeons (AAOS) e atuou como presidente do XII SIMINCO – Simpósio Internacional de Cirurgia Minimamente Invasiva da Coluna do Hospital São José da Beneficência Portuguesa de São Paulo, onde é médico do grupo de Cirurgia Minimamente Invasiva.

Contatos

Adriano Scaff
Neurocirurgião
Ribeirão Preto/SP

Alexandre Fogaça Cristante
Ortopedista
São Paulo/SP

Ana Paula Simões
Ortopedista
São Paulo/SP

André Marques Mansano
Médico intervencionista em dor
São Paulo/SP

Artur da Fonseca
Ortopedista
São Paulo/SP

Celio Roberto Gonçalves
Reumatologista
São Paulo/SP

Daniel Camargo Pimentel
Fisiatra
São Paulo/SP

Douglas Kenji Narazaki
Ortopedista
São Paulo/SP

Elaine de Pádua
Nutricionista
São Paulo/SP

Giuliano Martins
Fisioterapeuta
Ribeirão Preto/SP

Gustavo A.K. Albano Nogueira
Veterinário
São Paulo/SP

Gustavo Constantino de Campos
Ortopedista
Campinas/SP

Haim Maleh
Reumatologista e fisiatra
Rio de Janeiro/RJ

Heráclito Fernando Gurgel Barboza
Fisioterapeuta
Rio de Janeiro/RJ

José Ribamar Moreno
Reumatologista
Rio de Janeiro/RJ

Orlando Righesso Neto
Ortopedista
Bento Gonçalves/RS

Pil Sun Choi
Ortopedista
São Paulo/SP

Rodrigo Junqueira Nicolau
Ortopedista
São Paulo/SP

Rogério Vidal de Lima
Ortopedista
São Paulo/SP

Sociedade Brasileira
de Reumatologia (SBR)
Comissão de Espondiloartrites
São Paulo/SP

Wilson Dratcu
Ortopedista
São Paulo/SP

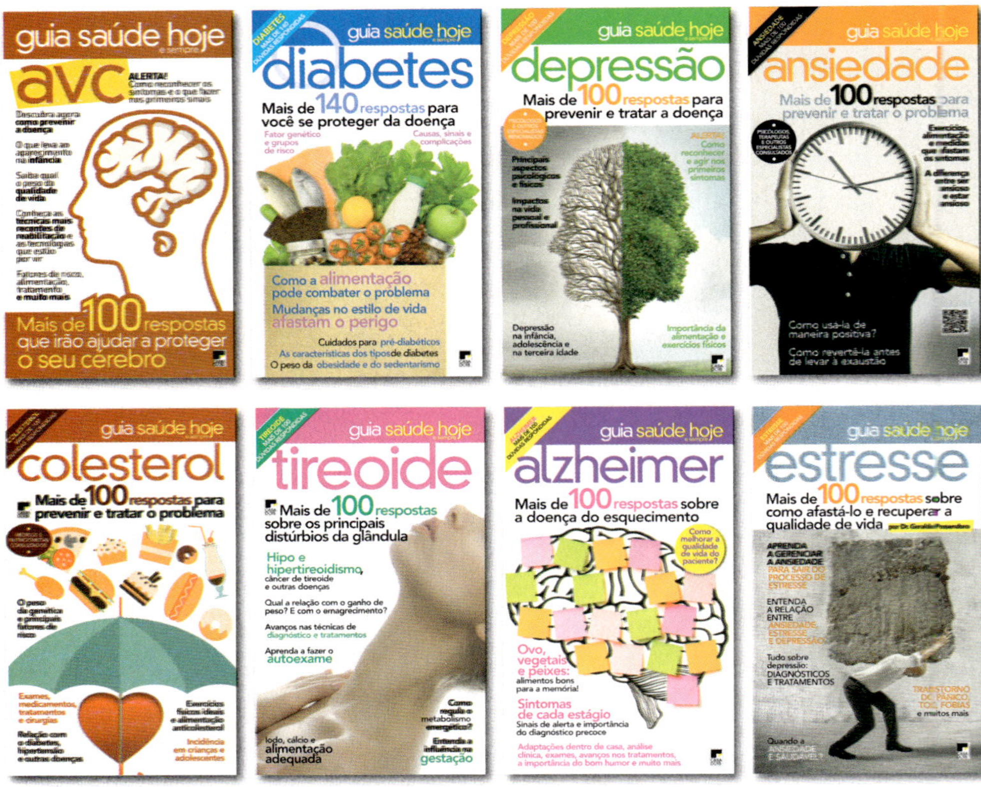

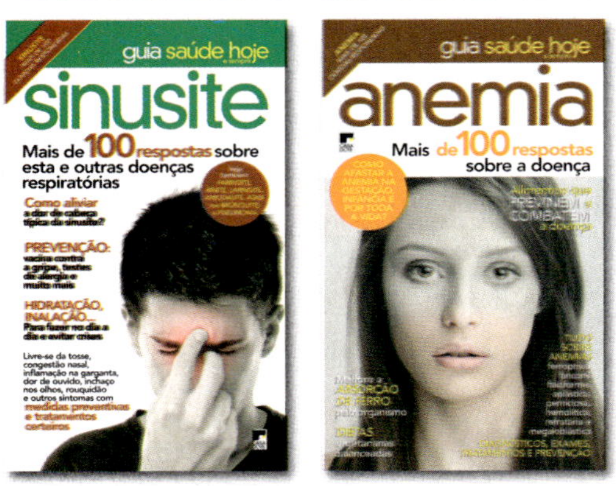

PARA QUEM BUSCA UMA VIDA SAUDÁVEL

Descubra como se proteger das doenças com mudanças simples no estilo de vida. Conheças suas causas, sinais e complicações; entenda como a alimentação pode combater problemas de saúde; saiba qual o peso da obesidade, do sedentarismo e do estresse; e muito mais. Siga os cuidados para ter uma vida saudável!

NAS BANCAS DE TODO O BRASIL

BAIXE O APLICATIVO SAÚDE HOJE E SEMPRE

App Store | Google play | Disponível em HTML5

/revista saudehojeesempre

CASA DOIS

Coleção
guia saúde hoje e sempre

Editora-Chefe Amanda Agutuli
Repórter Paula Lopes
Arte Vivian Cristina Silva (coordenação)
Tratamento de Imagem Cleber Alves (coordenação) e Juliana Jacinto
Publicidade Kilma Lima
Executivas de Negócios Aracy Vieira, Camila Ruth e Talita Peres
Marketing Cynthia General (coordenação) e Michele Matos
Administrativo Cleber Santos
Assinaturas, Atendimento ao Leitor e Revenda Danielle França

Impressão Prol Editora Gráfica | **Distribuição** Dinap SA

FALE CONOSCO

ASSINATURAS, atendimento especial ao assinante: **assinaturas@casadois.com.br**
ATENDIMENTO AO LEITOR, para compra de edições anteriores: **leitor@casadois.com.br**
PUBLICIDADE, anúncios, encartes e ações dirigidas: **publicidade@casadois.com.br**
REDAÇÃO, dúvidas, críticas e sugestões: **saude@casadois.com.br**
REVENDA, para colocar nossos produtos em seu ponto de venda: **revenda@casadois.com.br**

TELEFONES 2ª a 6ª das 8 às 18 horas - (11) 2108-9000 - fax (11) 2108-9020
ENDEREÇO PARA CORRESPONDÊNCIA Caixa Postal 33707-2 - CEP 05521-970 - São Paulo/SP

CASA DOIS

Diretores
Luiz Fernando Cyrillo
Renato Sawaia Sáfadi

Coleção Guia Saúde Hoje e Sempre - Dor nas Costas, ISBN 978-85-62588-58-7 é uma publicação da **CasaDois Editora**, **CNPJ 00.935.104/0001-98**.

PUBLICAÇÕES DA CASADOIS EDITORA

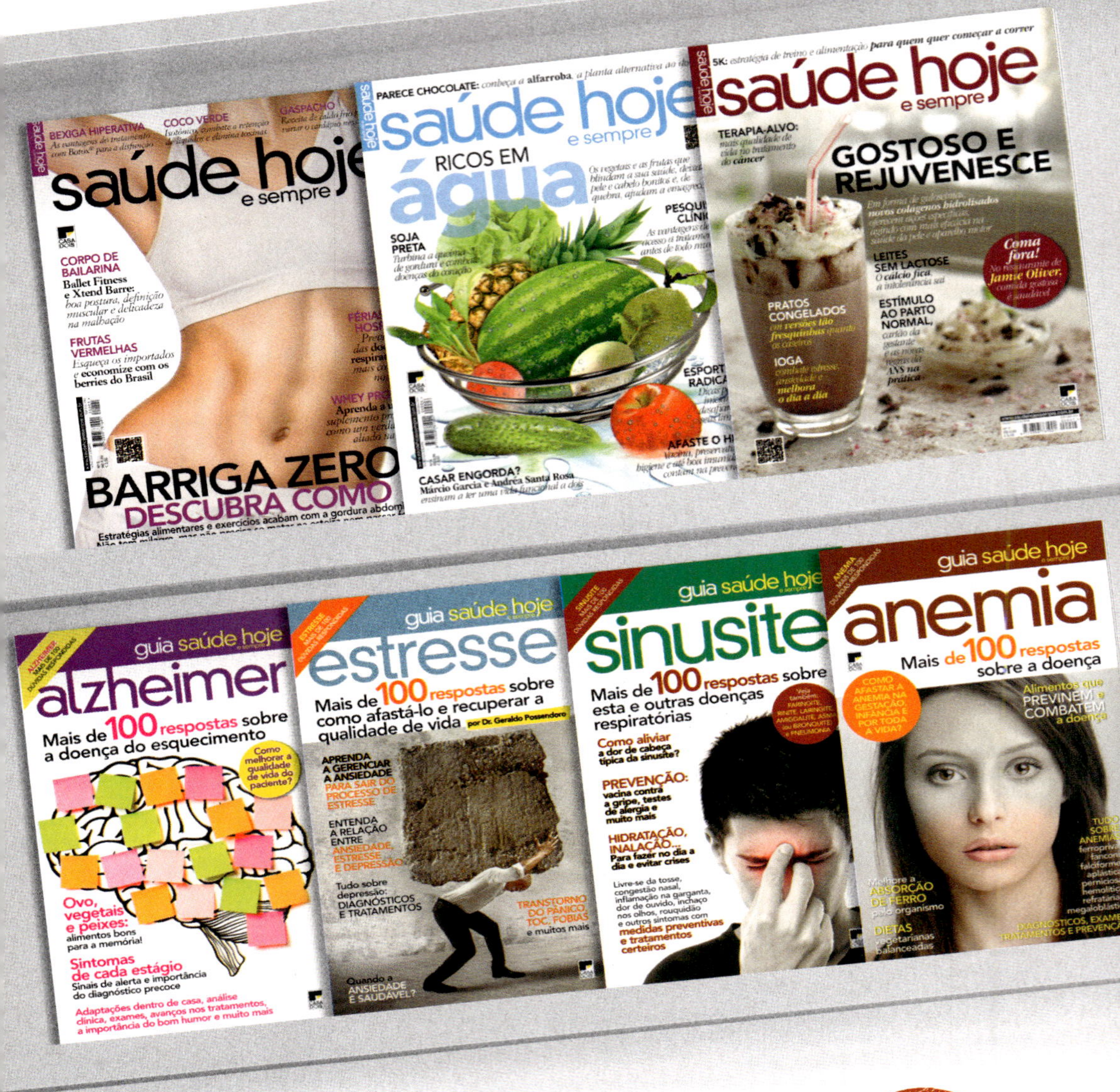

REVENDA OS PRODUTOS DA CASADOIS EDITORA

Aumente seu faturamento revendendo os produtos da CASADOIS Editora em seu estabelecimento. Entre em contato hoje mesmo conosco. Não perca tempo!

LIGUE PARA **(11) 2108-9000** OU ACESSE **WWW.CASADOIS.COM.BR**

ENCONTRE A CASADOIS NO FACEBOOK
WWW.FACEBOOK.COM/CASADOISEDITORA